JN450687

2018 대한부정맥학회
심방세동 환자에서 비타민K 비의존성 경구항응고제 사용 지침

대한부정맥학회

심방세동 환자에서
비타민K 비의존성 경구항응고제
Non-vitamin K antagonist oral anticoagulant
사용 지침

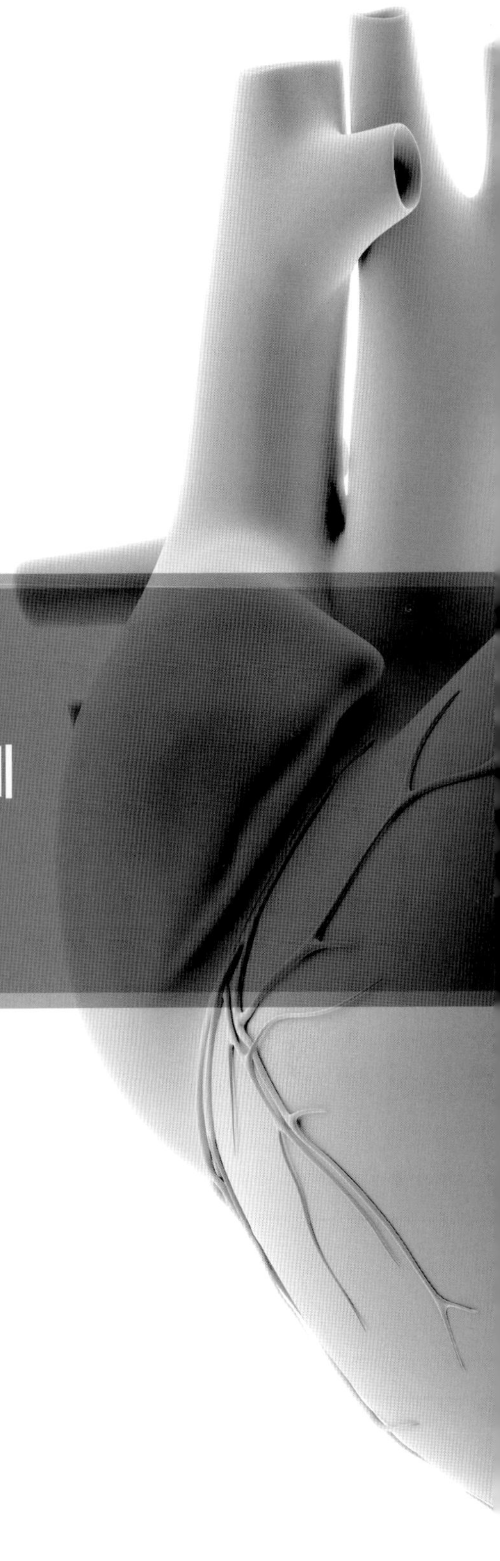

전남대학교출판문화원

서론

심방세동 환자에서 비타민K 비의존성 경구항응고제(Non-vitamin K antagonist oral anticoagulant, 이하 NOAC)는 활발하게 사용되고 있고, 그 처방이 더 늘어날 것으로 예상된다. 따라서, 대한부정맥학회는 최신 지견 및 진료 지침을 종합하여 1) NOAC 처방의 시작과 유지 시 주의할 점, 2) NOAC 복용 중 출혈이 발생한 환자들을 치료할 때 적절한 치료 지침, 3) 수술/시술 전후 NOAC 복용 방법에 대한 지침, 4) 응급수술이 필요한 상황 및 복용 중 기타 상황 그리고 5) NOAC의 항응고 치료 효과 측정 및 7) 그 외 특별한 임상 상황에서의 NOAC 처방에 대한 진료 지침에 대하여 소개하고자 한다.

중심단어: 심방세동; 비타민K 비의존성 경구항응고제; 진료 지침

2018 대한부정맥학회

심방세동 환자에서 비타민K 비의존성 경구항응고제 사용 지침

1. NOAC 사용이 도움이 되는 환자

현재 국내 및 외국에서 NOAC (다비가트란, 아픽사반, 리바록사반, 에독사반)이 비판막성 심방세동에서 뇌졸중 예방을 위하여 허가되어 사용되고 있다. NOAC은 인공기계판막 또는 중등도 이상의 승모판 협착증을 가진 환자에서만 효과가 입증되지 않았다. 따라서 NOAC은 그 외 모든 판막질환에서는 효과적으로 사용이 가능하다 (표 1)[1-3]. 최근 발표된 2016 ESC 진료지침에서는 '비판막성'이라는 용어가 삭제되었으며, 대한부정맥학회 실용지침에서도 혼동을 피하기 위하여 "비판막성"이란 용어를 삭제하였다[1,3]. 하지만 이 용어는 임상연구의 제외 기준에 포함된 최초의 단어이기 때문에 각 NOAC의 제품 특성 요약에 기술되어 있다.

표 1. 심방세동 환자에서 NOAC의 적응증과 금기증

동반 질환 및 상태	NOAC 사용의 적합성
기계판막치환술	금기
중등도 이상의 승모판 협착증	금기
경도 및 중등도의 다른 판막 질환 (경도 및 중등도의 대동맥판막 협착증, 역류증 또는 퇴행성 승모판 역류증)	적합
심한 대동맥판막 협착증	데이터 부족
조직대동맥판막 치환술 (수술 3개월 이후)	적합
조직승모판막 치환술 (수술 3개월 이후)	적합 (퇴행성 승모판 역류증의 경우)
	부적합 (승모판 협착증의 경우)
승모판 성형술 (수술 3개월 이후)	적합
PTAV and TAVI	데이터 부족
비후성 심근병증	적합할 수 있음

PTAV, percutaneous transluminal aortic valvuloplasty; TAVI, transcatheter aortic valve implantation

최근에는 비타민 K 길항제 (vitamin K antagonist; 대한민국에서는 와파린만이 사용 가능하므로, 이하 와파린으로 기술함)의 사용이 필요한 판막질환 환자를 EHRA (Evaluated Heat valves, Rheumatic or Artificial) 1형, 그리고 NOAC 및 와파린 사용이 모두 가능한 환자를 EHRA 2형으로 분류하기도 한다[3]. EHRA 2형은 와파린 또는 NOAC으로 혈전색전증 예방이 필요한 심방 세동 환자들이며, 중등도 이상의 승모판 협착을 제외한 모든 판막 질환, 승모판 성형술, 조직판막치환 또는 경 대동맥 판막 중재술 (TAVI, trans-catheter aortic valve implantation)을 포함한다[3]. EHRA 2형 환자 군은 NOAC 무작위 연구들에 포함되어 있고, 와파린과 비슷한 효능 및 안정성을 보였기 때문에[3-9], 이들 환자에서는 NOAC이 사용될 수 있다 (표 1)[1,3,10]. 하지만, 조직판막치환술 또는 판막성형술을 시행 받은 심방세동 환자의 치료에 대해서는 논란이 있다[3,6,7,11]. 판막치환술 자체로 장기간의 경구항응고제 치료가 대부분의 환자에서 필요하지 않지만, 동반된 심방세동의 치료를 위한 NOAC의 사용은 타당한 치료 옵션이다. 하지만, 류마티스성 승모판 협착증에 조직판막치환술을 시행한 경우는 예외에 해당한다. 이 환자들에서 승모판치환술 후 승모판 혈류는 정상화되지만 심방은 여전히 확장되어 있고 비정상적이다. 따라서, 와파린이 선호되는 옵션이지만 추가 연구가 필요하다.

경피적 대동맥 판막 시술 이후 NOAC 사용에 대한 전향적인 연구는 없고, 이들 환자에서는 항혈소판제 단독 또는 복합 요법이 필요하다[2]. 경구항응고제의 추가는 출혈 위험을 상승시키고 적절한 조합 및 기간에 대해서는 진행 중인 연구 결과를 기다려 보아야 한다.

비후성 심근병증 환자에서 심방세동은 혈전색전증의 위험인자이다[12,13]. 기계 판막 또는 류마티스성 승모판 협착증과 달리 NOAC이 와파린과 비교하여 열등하다고 추론할 만한 합리적은 근거가 없다. 반대로 비후성 심근병증에 동반된 심방세동은 좌심실 구혈율이 유지된 심부전 환자에서의 심방세동과 많은 유사성이 있고, 높은 CHA_2DS_2-VASC 점수 환자에서 NOAC의 효과가 증명 되었으므로, NOAC 치료는 적절하다고 할 수 있다[14-16].

2. NOAC을 사용하는 환자의 약제 시작 및 추적 관찰 계획

2.1. 항응고 치료의 적응증 및 와파린과 NOAC의 선택

항응고 치료 적응이 되는 환자 선정 및 와파린과 NOAC의 선택에는 주의가 필요하며 진료 지침이 도움이 된다. 모든 NOAC은 신기능에 따른 용량 조절이 필요하고 심한 신기능 저하에서는 사용이 금지되어 있기 때문에, 신기능에 대한 정보가 필요하다. 또한 각 약제 마다 보유하고 있는 고유의 특성, 환자 개개인의 임상 요인, 환자의 선호도 모두가 고려되어야 한다[17-19].

대한부정맥학회 심방세동 가이드라인은 심방세동 환자에서 뇌졸중 예방을 위해 항응고치료를 시작하는 환자의 경우, NOAC의 종합적인 임상적 이득에 바탕 하여 NOAC의 특별한 금기증이 없는 한 와파린보다 NOAC을 선호하고 있다 (Class I, Level of evidence A)[20].

2.2. NOAC 종류 및 용량의 선택

국내에서는 전세계적으로 시판되고 있는 네 가지 모든 NOAC (다비가트란, 리바록사반, 아픽사반, 에독사반)이 처방 가능하고, 각각의 용량 감량 기준에 따라 적절한 용량으로 처방 가능하다. 국내 보험 기준으로는 CHA_2DS_2-VASc 점수가 2점 이상인 경우 급여 인정이 된다. 네 가지 NOAC 모두 대규모 무작위 임상 시험에서 효능과 안전성이 입증되었다. ARISTOTLE (Apixaban for Reduction in Stroke and Other Thromboembolic Events in Atrial Fibrillation, 아픽사반)과 ROCKET-AF (Rivaroxaban Once Daily Oral Direct Factor Xa Inhibition Compared with Vitamin K Antagonism for Prevention of Stroke and Embolism Trial in Atrial Fibrillation, 리바록사반) 연구

에서는 기본적으로 한 가지 용량이 주 용량으로 연구되고 환자 특성에 따라 용량을 감량하도록 설계되었다[21,22]. 이에 반해 RE-LY (Randomized Evaluation of Long-Term Anticoagulation Therapy, 다비가트란)와 ENGAGE-AF (Effective Anticoagulation with Factor Xa Next Generation in Atrial Fibrillation, 에독사반) 연구는 고용량, 저용량 군에 모두 충분한 환자 수를 배정하여 연구가 설계되었고 에독사반의 경우에는 고용량, 저용량 군 내에서 특정한 특성을 가진 환자에서 용량을 감량하도록 설계되었다[23,24]. 가능한 표준 용량의 NOAC을 사용해야 하며, 용량 조절은 '2018 대한부정맥학회 심방세동 환자에서 항응고제의 적합한 선택 및 용량 권고안'에 따라 시행한다[25]. 환자가 함께 복용하고 있는 약제에 대한 검토가 필요하며 약제 간 상호 작용도 고려하여야 한다. 또한 환자의 나이, 체중, 신기능, 다른 동반 질환도 고려되어야 한다. 과거 위장관 출혈이나 궤양이 있었던 환자나 항혈소판 약제의 복약이 함께 필요한 경우에는 위장관 출혈의 위험도 감소를 위해 프로톤 펌프 억제제 (proton pump inhibitor, PPI) 복용을 고려한다[26,27]. PPI의 사용은 와파린이나 항혈소판 약제 사용에서 위장 보호효과가 증명되었으나, NOAC에서의 데이터는 제한적이다[28-31]. 환자 별 특성에 따라 NOAC 종류 선택에 도움을 주는 진료 지침을 참고하기 바란다[32-35].

2.3. NOAC 복용을 위한 항응고 치료 카드 및 교육의 중요성

와파린을 복용하는 환자들과 마찬가지로 NOAC을 복용하는 환자들도 치료에 대한 상세한 교육은 중요하다. 이에 따라 대한부정맥학회에서 제시하는 통일된 NOAC 환자 관리 카드 사용을 추천한다 (별첨 1과 2).

매 진료 마다 환자에게 복용법을 교육하고 복약 순응도 확인이 중요하다. 또한 약을 깜박하고 복용하지 못했을 때 어떻게 해야 하는 지 교육해야 하며 (제 10장 참조), 여행시에 약을 항상 지참하는 것을 강조하는 것이 중요하다. NOAC 환자 관리 카드에 이러한 주요 사항들이 포함되어 있다. 자세한 환자 교육을 위해 다음의 참고문헌을 이용할 수 있겠다[17,19,36,37].

2.4. 추적 관찰

항응고치료를 받는 심방 세동 환자는 세심한 정기적 추적 관찰이 필요하다. 약물 상호 작용으로 출혈이 조장될 수도 혹은 뇌졸중을 예방하는 효과가 감소될 수도 있다. 특히 환자가 고령이거나 허약할 경우 발생 가능한 합병증에 대해 항상 주의해야 한다.

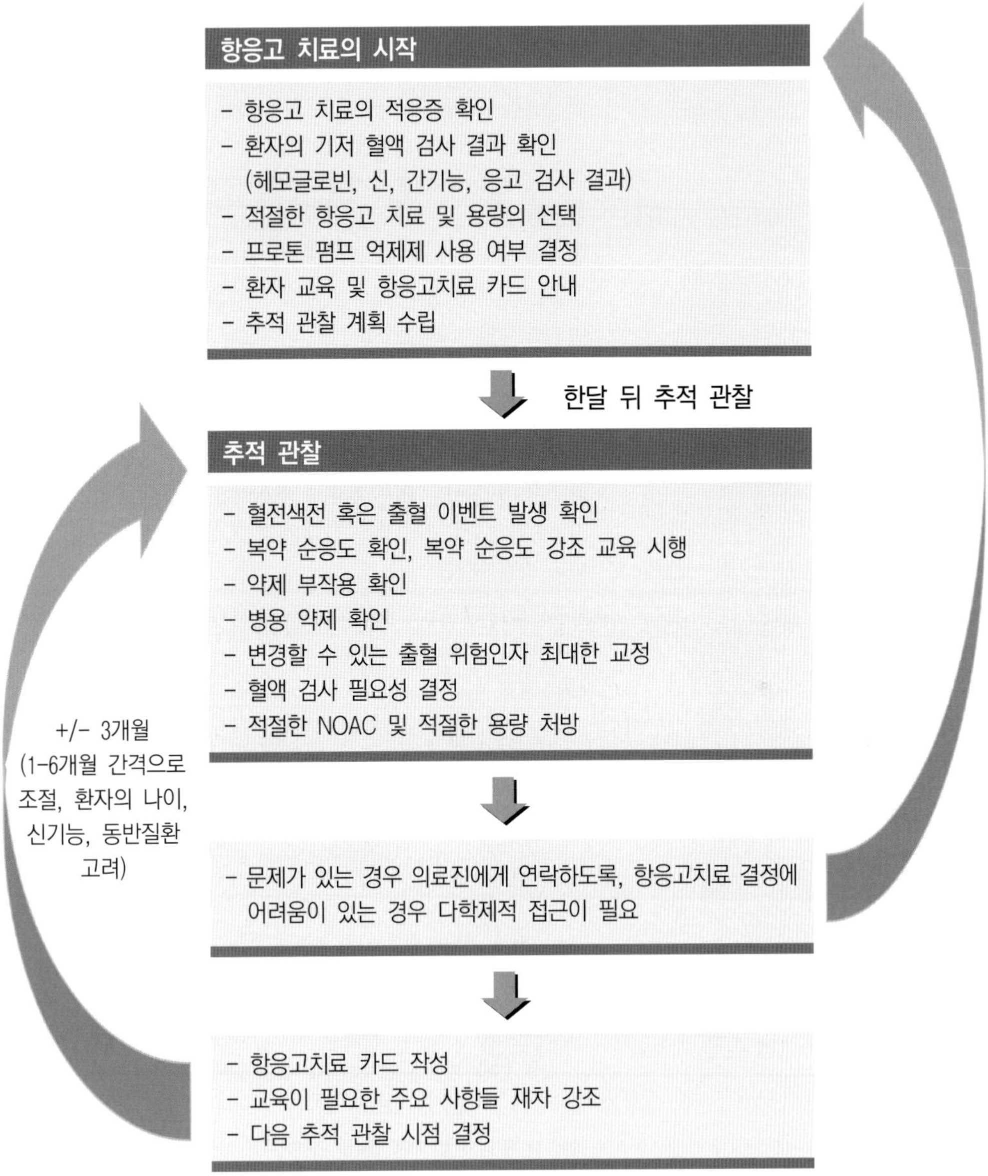

그림 1. NOAC을 복용하는 환자의 약제 복용 시작 및 추적 관찰 계획

약제를 시작한 이후 한달 뒤 정기 방문을 추천하고 이후부터는 적어도 3개월에 한 번 정기적으로 진료하는 것을 추천한다. NOAC 처방 경험이 쌓이면 환자 특성이나 진료 기관의 특성을 고려하여 정기적 추적 관찰 기간을 더 길게 설정할 수도 있겠다 (그림 1)[38,39].

표 2. 항응고 치료를 받은 심방 세동 환자의 추적 관찰 시 필요한 체크리스트

	추적 관찰 간격	설명
1. 복약 순응도	매 방문 시 마다	• 환자에게 NOAC 카드를 모두 작성하여 가지고 오도록 안내하고 평균 복약 순응도를 평가한다. • 복약 순응도 (정해진 스케줄에 약을 복용하는 것)의 중요성을 강조한다. • 복약 순응도 향상에 도움이 되는 방법을 소개하고 환자에게 적합한 것을 적용한다 (복약 순응도가 체크되는 약 상자 혹은 스마트폰 어플리케이션 등).
2. 혈전색전	매 방문 시 마다	• 체순환 (일과성 뇌허혈 발작, 뇌졸중, 말초 혈전색전) • 폐순환
3. 출혈	매 방문 시 마다	• 매우 가벼운 출혈: 복약을 지속하도록 교육 • 삶의 질에 영향을 미칠 정도의 출혈이나 위험한 출혈: 예방이 가능한가? 항응고제 적응에 대한 재고가 필요한가? 용량이나 복용 용법 변경?
4. 부작용	매 방문 시 마다	• 부작용의 정도에 따라 지속 복용, 임시 중단, 다른 항응고제로의 변경을 결정
5. 병용 약제	매 방문 시 마다	• 처방 약제 확인, 처방전 없이 살 수 있는 약제 확인 • 세심한 환자 병력 청취 (임시 병용도 위험할 수 있음)
6. 혈액 검사 (헤모글로빈, 신기능, 간기능)	매년	• 아래에 별도로 기술된 사항에 해당하지 않는 환자들
	6개월 마다	• 75세 이상 (다비가트란의 경우 특히) 혹은 노쇠함
	( )개월 마다	• 신기능이 CrCl≤60 mL/min일 경우 다시 검사하는 간격 =CrCl/10 개월
	필요시	• 신기능이나 간기능에 영향을 미치는 다른 컨디션이 동반된 경우
7. 교정 가능한 출혈 위험인자에 대한 평가	매 방문 시 마다	• 빈혈, 신기능 및 간기능 저하, 혈소판 수 및 기능 감소 • 조절되지 않는 고혈압 (수축기 혈압>160mmHg), 출혈을 조장할 수 있는 약제 병용 (aspirin, NSAID), 불안정한 INR (VKA 경우에만 해당), 과도한 알코올 섭취
8. 최적의 NOAC과 용량 처방 평가	매 방문 시 마다	• 위에 언급된 사항들에 따라, 재평가 a. 환자에게 최적의 NOAC을 선택 b. 환자에게 적절한 용량을 처방

표 2와 그림 1에 상황에 따른 적절한 추적 관찰 시점에 대해 기술하였다. 가장 중요한 점은 환자 특성에 대한 고려이다. 예를 들어, 고령이거나 (75세 이상), 허약한 환자, 간기능이나 신기능에 영향을 미칠 수 있는 동반된 감염이나 암이 있는 환자에서는 신기능을 좀 더 자주 평가하여야 한다[40,41]. 또한 뇌졸중 위험도는 시간이 지남에 따라 변할 수 있기 때문에 환자 방문 시 마다 재평가하여야 한다[42]. 출혈 위험도도 마찬가지로 종합적으로 평가되어야 한다[43-47]. 하지만 높은 출혈 위험도 자체가 항응고치료의 금기는 아니다. 그 이유는 출혈 위험에 비례하여 뇌졸중 위험도도 증가하기 때문이다[17,48]. 일단 교정 가능한 위험인자를 최대한 교정하는 것이 추천된다. 또한 노쇠함이나 낙상 위험은 항응고제 사용의 금기증이 아니며, 환자에게 적합한 최상의 항응고제 종류 및 용량을 선택하여 충분한 환자 교육 및 적절한 추적 관찰을 하는 것이 추천된다.

3. 항응고제의 복약 순응도

짧은 약제 반감기를 고려하였을 때 NOAC의 복용 순응도는 항응고 효과를 유지하는데 필수적이다[49]. 왜냐하면, 복약 12-24시간 내에 점차적으로 항응고 효과가 감소하기 때문이다. NOAC 복약 순응도 평가를 약제 혈중 농도나 일반적인 응고 검사로 시행하는 것은 적합하지 않다. 특히 동반 질환이 많거나 고령이거나 신기능 저하가 있거나 노쇠한 환자의 경우 NOAC을 복용하더라도 정기적 추적 관찰이 필수적이다.

실제 진료 환경에서 NOAC 복약 순응도는 38%에서 99%로 보고된다[50-61]. NOAC 복용의 낮은 순응도는 치료로 얻을 수 있는 이득을 심하게 감소시킨다. 최근 '실제 진료 환경' 데이터 분석 결과에서 와파린에 비해 NOAC의 이득이 임상 연구 결과와 같이 일관되게 보고되었다는 점으로 미루어, 실제 진료 환경에서의 복약 순응도가 우려했던 만큼 매우 낮지 않고 적절하였다고 추정할 수 있다[56,62-81]. 그럼에도 불구하고, 복약 중단률은 NOAC 환자 관리에 있어서 여전히 문제이다[51,59,60,67,78,82-89]. 따라서, NOAC 복약 순응도를 증진시키기 위해서는 모든 가능한 방법을 고려하여야 하며, 다음과 같은 지침을 제시한다.

복약 순응도 향상을 위한 실용적 지침

❶ 항응고 치료를 받는 환자에게 경구용 항응고제 치료의 필요성과 약제 복약 순응도의 중요성에 대한 교육이 중요하다[18,19,90-93].

❷ 환자의 가족들도 복약 순응도의 중요성을 이해할 수 있도록 하고 환자를 도울 수 있도록 교육한다.

❸ NOAC을 복용하는 환자의 추적 관찰 스케줄을 계획하고, 이를 환자 관리에 관여하는 다른 전문가들 (환자를 담당하는 심장내과 의사, 일반의, 약사, 간호사, 항응고 클리닉, 환자를 진료하는 타과 의료진 등) 과도 공유하여야 한다. 환자 관리에 연관된 모든 의료진이 환자의 복약 순응도에 책임이 있다.

❹ 일부 국가의 경우 약국의 조제 정보의 네트워크가 잘 이루어져 있어 개개인의 환자에게 처방되는 NOAC의 수를 모두 추적할 수 있다. 이런 경우 약사가 복약 순응도 모니터링에 적극적으로 개입될 수 있으며 이러한 정보는 적절한 처방 및 용량 조절의 대조 검토에 이용될 수 있다. 일부 국가에서는 약사에 의한 추적 관찰과 복약 순응도 모니터링의 증가가 복약 순응도를 향상시켰다[94].

❺ 복약 순응도를 향상시키기 위한 여러 가지 형태의 많은 기술적인 도움 장치들이 개발되고 적용되고 있다. 특수한 약제 포장 용기 혹은 약제 보관 상자 (기존 방식 또는 복약이 기록되는 전자 장치와 연계된 방식) 형태가 있어왔고, 최근에는 스마트폰 어플리케이션을 이용하여 환자에게 복약 시간을 알려주는 형태의 도움 장치들도 있다[95].

❻ 심혈관 환자에서 일반적으로 1일 1회 용법이 1일 2회 용법보다 복약 순응도가 높다[96-99]. 대부분의 NOAC 복약 순응도를 평가한 연구들에 의하면, 1일 1회 용법이 남은 알약 수 측면에서 더 우수하였다[51,54-57,78,99-102]. 혈전 색전증 예방 효과와 안전성 보장에 대해 어떤 용법이 더 우수한 지는 불분명하지만, 낮은 복약 순응도는 나쁜 임상적 결과와 연관된다[66-69,73-78,103-106]. 1일 1회 용법에서 한 번 복약을 놓치는 것이 1일 2회 용법에서 두 번 복약을 놓치는 것보다 항응고작용의 변동성이 더 클 수 있다는 데이터가 있지만[107], 이러한 변동성이 갖는 임상적 의미는 확인되지 않았다[108].

❼ 낮은 복약 순응도가 의심될 경우 전자 모니터링을 이용하여 환자의 약제 복용 패턴에 관한 정보를 얻고, 환자를 교육하는데 도움을 얻을 수 있다. 전자 약제 복용 모니터링은 원격 모니터링 서비스와 연계될 수도 있고 환자에게 좀 더 빠른 피드백을 제공할 수 있다[109].

❽ 모니터링 하지 않는 NOAC보다는 INR 모니터링이 가능한 와파린을 선호하는 환자들도 있다. 이런 환자 군에게 NOAC 사용이 항응고 효과가 적절하게 유지되는 와파린 군과 비교하여도 두개내 출혈의 위험을 현저히 줄인 최근의 임상 연구 결과를 교육하는 것이 필요하다[18,90].

❾ 적절한 교육과 추가적인 도구 사용에도 복약 순응도가 낮은 NOAC 환자들은 다시 와파린으로 전환을 고려해야 한다. 하지만 낮은 복약 순응도를 보이는 환자들은 와파린 사용에도 역시 큰 INR 변동폭을 보이며 이는 나쁜 임상 경과와 연관된다.

4. 다른 항응고제로 교체하는 방법

다른 항응고제로 교체할 때는 반드시 항응고제의 효과를 지속시키면서 출혈 부작용을 줄여야 한다. 이를 위해서 개별 약제의 약역동학을 개개인의 환자에게 적절하게 적용하여야 한다.

4.1. 와파린에서 NOAC으로의 전환

INR 수치가 치료 목표치인 환자에서 NOAC으로 약제를 전환하는 경우, NOAC의 투약 시점은 와파린을 중단한 후 INR 수치에 따른 다음의 권고안을 따른다 (그림 2). 와파린의 반감기는 36~48시간이므로, 이러한 약역동학적 지식을 근거로 하여 약제 중단 후 INR을 다시 확인할 시점을 결정하여야 한다.

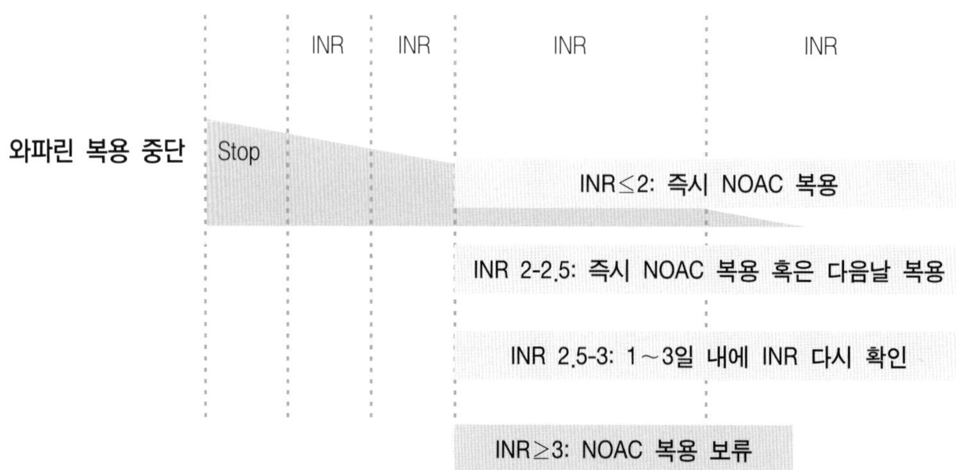

그림 2. 와파린에서 NOAC으로 전환하는 방법

4.2. NOAC에서 와파린으로의 전환

와파린은 작용시간이 늦기 때문에, 치료 목표의 INR에 도달하기 위해서는 5~10일 정도의 기간이 소요된다. 따라서 NOAC에서 와파린으로 변경하기 위해서는 상당한 시간이 필요하며, NOAC 중단 시점을 적절하게 결정하여야 한다. 와파린에서 NOAC으로의 약제 전환을 위한 흐름도를 그림 3에 제시하였다. 일반적으로 부하 용량(loading dose)은 와파린을 사용할 경우에는 필요가 없다.

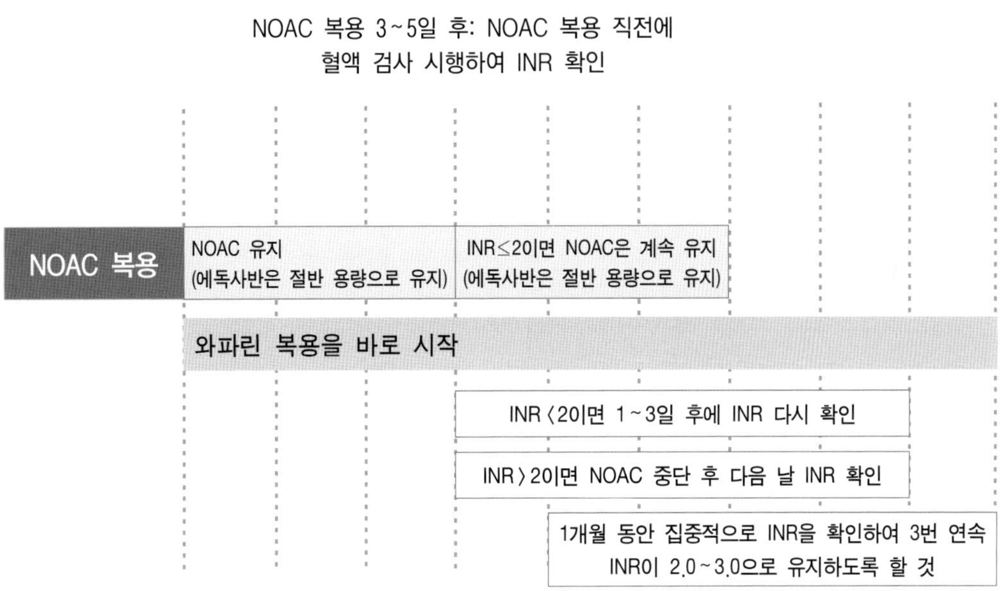

그림 3. NOAC에서 와파린으로 전환하는 방법

NOAC은 INR에 영향을 미칠 수 있으므로, NOAC 복용 직전에 INR을 측정하여야 한다는 점을 유념하여야 한다. 또한 NOAC에서 와파린으로 변경을 시작한지 1개월 이내에는 철저하게 INR을 측정하여야 한다. ENGAGE-AF 연구에서 NOAC에서 와파린으로 전환이 완료 될 때까지 대략 14일 가량의 기간이 소요되었다[110]. 약제 전환을 위한 흐름도를 준수하였을 때는 뇌경색이나 뇌출혈과 같은 부작용이 적었던 반면[110], 준수하지 않았을 경우에는 부작용이 확연하게 증가하였다[111,112].

4.3. NOAC에서 비 경구용 항응고제로의 전환

NOAC 중단 후 동일 약제를 다음에 복용할 시점에 비 경구 항응고제인 헤파린을 투여한다.

4.4. 비 경구 항응고제에서 NOAC으로의 전환

비분획 헤파린 중단 후 2~4 시간이 경과한 뒤 NOAC을 투여한다. 저 분자량 헤파린은 중단 후 다음 투여 시점에 NOAC을 투여한다.

4.5. NOAC에서 다른 NOAC으로의 전환

기존 NOAC 중단 후 기존 NOAC의 다음 투여 시점에 다른 NOAC 으로 교체 투여한다.

4.6. 아스피린 또는 클로피도그랠에서 NOAC으로의 전환

아스피린 또는 클로피도그랠 중단 후 바로 NOAC을 복용한다.

5. NOAC의 약동학과 약제 간 상호작용

와파린을 사용하는 경우는 여러 음식과 약제 간 상호 작용을 신중히 고려해야 한다. NOAC은 이런 상호 작용이 상대적으로 적지만, 반드시 동반 약제 및 기저 질환에 대해 고려해야 한다. 각각 환자들의 특성에 맞는 처방을 해야 하고, 특히 환자가 가진 여러 인자들 간의 상호 작용에 대해서도 고려하여야 한다. 상호 작용에 대한 정보가 점차 많아 짐에 따라 향후에는 새로운 정보들이 현재의 권고안을 변경시킬 수도 있다.

대부분 NOAC과의 상호 작용에는 위장관을 통해 흡수된 뒤 P-glycoprotein (P-gp)을 통한 재분비 과정이 관여한다. 이 과정에서 약제들 간의 경쟁적인 억제가 약물의 혈중 농도 증가를 일으킨다. P-gp는 신장 배설과도 연관된다[113]. 심방 세동 환자에서 사용하는 약제들 중 상당수가 P-gp 억제제이다 (베라파밀, 드로네다론, 아미오다론, 퀴니딘 등). 리바록사반과 아픽사반의 약물 대사는 CYP3A4 type의 Cytochrome P450을 이용하여 이루어진다[114]. 강력한 CYP3A4 억제나 유도가 이들 약제의 혈중농도에 영향을 미칠 수 있다. 아픽사반의 비대사적 제거는 다양하여 잠재적인 약물 간 상호작용이 상대적으로 적다[115]. 일반적으로, 강력한 P-gp 혹은 CYP3A4 억제 약물의 NOAC과 병용은 권고되지 않는다. 반대로 강력한 P-gp 혹은 CYP3A4 유도 약제를 사용하는 경우, NOAC약제의 혈중 농도를 현저히 저하시킬 수 있어 이런 약제와의 병용은 금하거나 주의 깊게 사용하여야 한다.

다양한 NOAC의 용량 조절에 대한 알고리즘이 대규모 3상 연구에서 평가되었고, 그 효과와 안전성이 증명되었다. ENGAGE-AF 연구에서만 용량 감소 기준에 포함된 약제를 포함하여 분석하였다. 기존에 발표된 용량 감소 기준에 근거하여 용량을 감소하고, 되도록 정해진 권고 용량에 맞게 사용하는 것이 권장된다. 그러나, 출혈 성향이 높거나 여러 인자로 인해 혈중 약물 농도가 높을 것으로 예상되는 환자들에서는 NOAC 용량 감량이 오히려 합리적일 수 있다[116-120]. 저 용량의 NOAC에 대한 전향적 연구는 다비가트란 110 mg 하루 2회와 에독사반 30/15 mg 하루 1회 사용에 대해서만 진행되었다. 다비가트란 110 mg 하루 2회 사용은 비타민 K 길항제와 비교하여 뇌졸중 발생률은 비슷하였고 주요 출혈 사건은 감소하였다[23]. 하지만 이는 불 특정한 심방 세동 환자들을 대상으로 한 연구이기 때문에, 약물의 혈중 농도가 증가된 환자에서의 주요 출혈 사건의 감소 효과는 없을 수도 있다[118,121]. 에독사반 30/15 mg 하루 1회 사용은 비교적 잘 조절되는 비타민 K 길항제 사용 군에 비해 허혈성 뇌졸중이 41% 증가되었기 때문에, 에독사반 저용량 사용은 승인 받지 못했다[119,122]. 하지만, 비타민 K 길항제 사용군과 대비하여 주요 출혈, 심혈관계 그리고 모든 원인의 사망률은 에독사반 사용 군에서 감소되었다. 따라서, 이런 저용량 NOAC 연구는 뇌졸중 예방 효과에 대해서만 해석이 가능하다[122,123]. 반면, ROCKET-AF나 ARISTOTLE 연구에서는 저용량 군이 포함되어 있지 않아 감량된 용량에 대해서는 정보가 제한적이다[124]. 대다수의 환자에서 'off label'로의 저용량 처방은 이런 이유에서 지양되어야 한다. 실제로, 출혈 경향을 높이는 인자들이 뇌졸중의 위험 인자인 경우가 많아 (고령, 노쇠함 등) 부적절하게 감량된 용량으로는 뇌졸중의 예방효과가 충분치 못할 수 있다[125]. 하지만, 특정한 약물 간 상호 작용 혹은 특수한 기저 질환이 있는 환자 (장기 이식 환자, HIV 약물 복용 중인 환자)에서는 드물게 NOAC의 감량 혹은 중단 등이 필요할 수 있다 (그림 4). 이런 경우에는 이러한 특수한 약제나 NOAC의 경험이 풍부한 의료기관에서 관리되어야 한다. 요약하자면, NOAC의 혈중 농도에 영향을 줄 수 있는 약물 간의 상호 작용이나 특히 특수한 임상 상황과 동반된 경우, 환자에 맞춰서 NOAC을 적절히 처방하는 것이 중요하다. 표 3은 NOAC의 혈중 농도에 영향을 미칠 수 있는 여러 약제들에 대해 정리하였다. 이런 인자들과 대규모 무작위 연구의 결과들을 바탕으로 NOAC의 선택 및 그 용량을 결정할 수 있다. 그럼에도 불구하고 실제로 심방 세동 환자에서 사용되는 상호작용이 가능한 상당 수의 약제들에 대해서는 정보가 미미하다는 점을 염두 해야 한다.

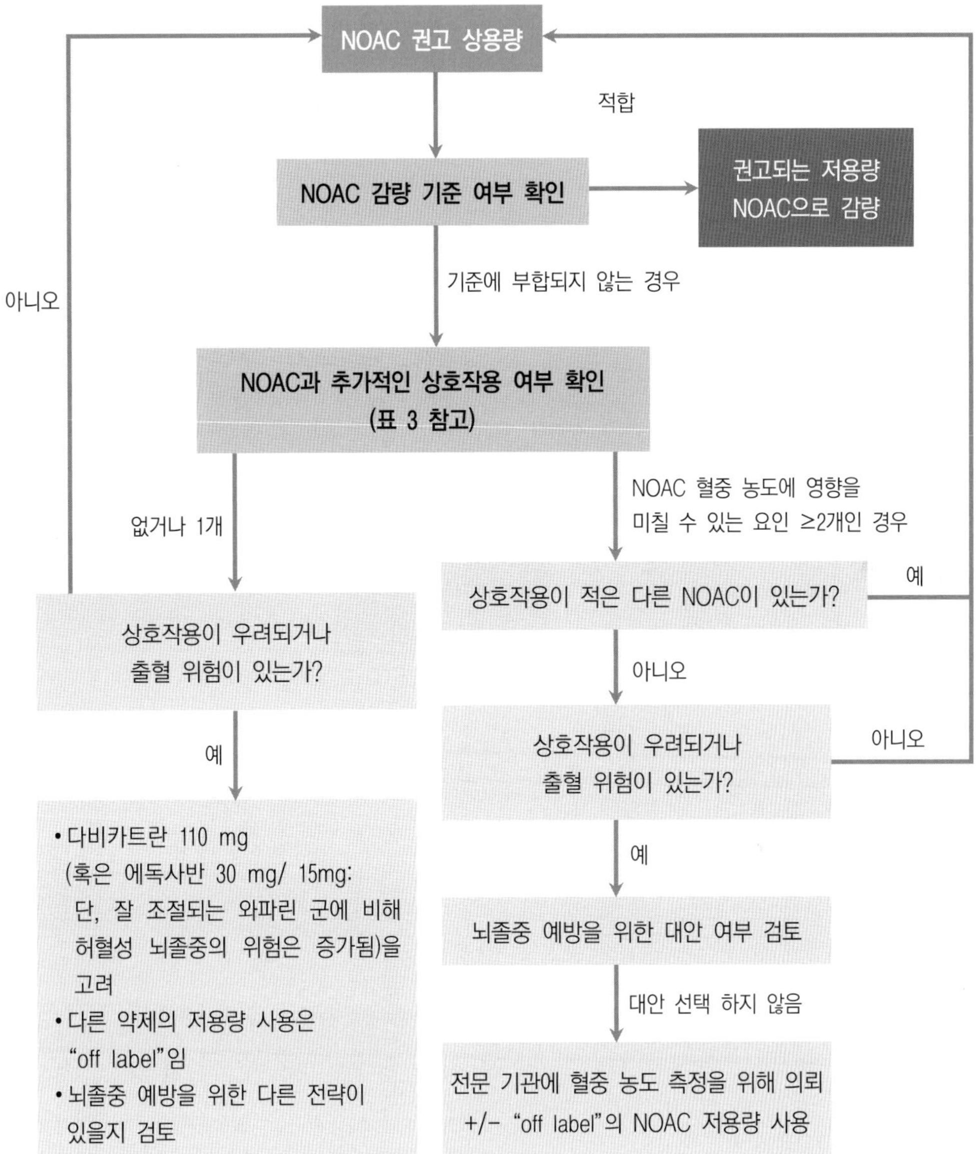

그림 4. 약제 간 상호작용과 출혈 위험을 고려할 때의 NOAC의 선택

표 3. 약물 상호 작용과 NOAC 농도에 미치는 영향

	대사	다비가트란	아픽사반	에독사반	리바록사반
P-gp substrate		해당됨	해당됨	해당됨	해당됨
CYP3A4 substrate		해당 안됨	해당됨	해당 안됨	해당됨
항부정맥제					
Amiodarone	Moderate P-gp competition	+12~60%	자료 없음	+40%	영향 적음
Digoxin	P-gp competition	영향 없음	영향 없음	영향 없음	영향 없음
Diltiazem	P-gp competition and weak CYP3A4 inhibition	영향 없음	+40%	자료 없음	영향 없음
Dronedarone	P-gp competition and CYP3A4 inhibition	+70-100%	자료 없음	+85%	Moderate effect
Quinidine	P-gp competition	+53%	자료 없음	+77%	자료 없음
verapamil	P-gp competition and weak CYP3A4 inhibition	+12~180%	자료 없음	+53%	영향 없음
그 외 약제					
Atorvastatin	P-gp competition and CYP3A4 inhibition	영향 없음	자료 없음	영향 없음	영향 없음
Ticagrelor	P-gp competition	+25% (dabigatran 투약 2시간 이후 loading dose 투여)	자료 없음	자료 없음	자료 없음
Clarithromycin Erythromycin	Moderate P-gp competition and strong CYP3A4 inhibition	+15-20%	+60% AUC +30% Cmax	+90%	+34% (erythromycin) +54% (clarithromycin)

	대사	다비가트란	아픽사반	에독사반	리바록사반
Rifampin	P-gp/BCRP and CYP3A4A/CYP2J2 inducers	-66%	-54%	-35%	~-50%
HIV protease inhibitors	P-gp/BCRP competition or inducer; CYP3A4 inhibition	자료 없음	심각한 상승	자료 없음	+153%
Fluconzole	Moderate CYP3A4 inhibition	자료 없음	자료 없음	자료 없음	+42%
Itraconazole; Ketoconazole; Voriconazole	Potent P-gp/BCRP competition; CYP3A4 inhibition	+140~150%	+100%	+87~95%	~+160%
Naproxen	P-gp competition	자료 없음	+55%	영향 없음	자료 없음
그 외 인자들					
나이 ≥ 80					
나이 ≥ 75					
체중 ≤ 60kg					

노란색: 두 개 이상이 해당될 경우 용량을 감량하거나 다른 NOAC으로의 변경을 고려

주황색: 용량을 감량하거나 다른 NOAC으로의 변경을 고려

적색: 사용 금기

녹색: NOAC의 혈중 농도를 감소시키므로 사용 금기

청색: 병용 가능하다고 언급이 되어 있으나 주의가 필요하며 최대한 피한다.

5.1. 음식 섭취, 제산제, 비 위관을 통한 약물 투여

리바록사반 15 mg/20 mg은 다른 NOAC과 달리 음식물과 함께 섭취하도록 한다. 다비가트란의 경우, PPI나 H2 blocker와 함께 복용하면 생체 이용률이 약간 감소되지만, 임상적 효과에는 차이가 없었다[126,127]. 다른 NOAC에서도 제산제와의 상호작용은 없는 것으로 알려져 있다[128-130]. Fish oil과의 약동학적 자료는 없으나 상호작용은 없을 것으로 생각된다. 비 위관을 통한 분말 형태 투약은 아픽사반, 리바록사반, 에독사반에서 생체 이용률에 차이가 없었다[131-133]. 하지만 다비가트란은 캡슐을 제거하고 가루를 투여하는 것은 생체 이용률을 증가 시킬 수 있다.

5.2. 항부정맥제

가능한 상호 작용은 표 3에 명시되어 있다. 베라파밀에 의한 다비가트란의 P-gp 억제효과는 베라파밀의 성상에 따라 다양하다. 즉효형의 경우, 다비가트란보다 한 시간 전에 복용하면 다비가트란의 혈중 농도를 180%로 증가시킬 수 있다. 이런 경우 약 투약 간격을 두 시간 이상으로 하면 상호작용은 없어진다. 서방형 제제의 경우, 다비가트란 농도의 60%를 증가시킬 수 있다.

RE-LY 연구에서 베라파밀을 복용하는 경우 다비가트란 농도가 평균 23% 증가한다고 보고하였고[134], 이에 따라 베라파밀 복용이 필요한 환자는 저용량 다비가트란을 사용하도록 권한다. 에독사반도 초기에는 상호 작용이 있는 것으로 생각되었으나[135], 3상 연구 분석 후에는 이런 상호 작용이 임상적으로 의미가 없음이 확인되어, 이에 따른 용량 감소는 권장되지 않는다. 그러나 다른 요인들과의 상관 관계가 있는지 주의를 해야 한다. 아픽사반이나 리바록사반에 대해 베라파밀의 약동학적인 상호 작용은 알려진 바가 없다.

딜티아젬은 P-gp억제효과가 낮아 상호작용이 적다고 알려졌음에도 불구하고[134], 아픽사반의 혈중 농도를 40% 증가시킨다[136]. 정상 신기능을 가진 환자에서 아미오다론은 에독사반의 AUC를 40% 증가시킨다[137]. 3상 연구에서 저용량 에독사반과 아미오다론 간에는 상당한 상호작용이 있어 혈중 농도 변화에도 영향이 있을 수 있을 것으로 생각된다[138]. 그럼에도 불구하고, 함께 처방하는 경우에도 용량의 감소는 권장되지 않는다.

드로네다론은 다비가트란의 혈중 농도에 큰 영향을 미치므로, 함께 사용하는 것은 금기이다. 에독사반에 대해서도 중등도의 상호 작용이 있어 드로네다론을 사용하는 경우 ENGAGE-AF에서도 에독사반 용량을 줄이는 기준이 된다[122]. 리바록사반과 아픽사반에 대해서는 약동학적으로 알려진 상호작용이 없으나, P-gp 와 CYP3A4 상호작용을 근거로 주의를 요한다[139]. 흥미롭게도 최근 연구에서 NOAC 복용 환자에서 수술적 치료 전, 베라파밀, 드로네다론 또는 아미오다론을 함께 복용한 경우 NOAC의 혈중 농도가 유의하게 높았다[140].

5.3. 기타 약제

일반적으로 NOAC은 CYP 이나 P-gp/breast cancer resistance protein (BCRP)를 유도하거나 억제하지 않는다. 이들 대사를 이용하는 미다졸람 (CYP3A4), 디곡신 (P-gp), 아토바스타틴 (P-gp, CYP3A4)과의 병용 투약이 이들 약제의 혈중 농도를 유의하게 변화시키지는 않는다.

항혈소판제인 티카그렐러(ticagrelor)는 P-gp억제제이다. 다비가트란 110 mg와 티카그렐러의 병용 투약은 다비가트란 단독 투약에 비해 다비가트란의 Cmax를 65%까지 증가시킨다. 다비가트란 투여 후 두 시간의 투약 간격을 두고 티카그렐러 180 mg를 투약했을 때에는 다비가트란의 Cmax와 AUC 증가가 각각 23%와 27%로 확인되었다[141]. 티카그렐러의 부하 용량 복용이 필요할 때는 이와 같이 투약 간격을 길게 하여 복용하는 것을 권한다. 티카그렐러와 다비가트란 110 mg을 함께 복용하는 경우, 다비가트란 단독 복용에 비해 다비가트란의 AUC와 Cmax가 각각 26%, 29% 증가하였고, 이는 RE-DUAL PCI (Randomized Evaluation of Dual Antithrombotic Therapy with Dabigatran versus Triple Therapy with Warfarin in Patients with Nonvalvular Atrial Fibrillation Undergoing Percutaneous Coronary Intervention)에서 확인되었다. 그 외 약초에 대해서는 상호작용이 과소평가되는 경향이 있다. St. John's wort는 강력한 CYP3A4과 P-gp 유도제이며, NOAC 농도를 감소시킬 가능성으로 인해 NOAC과의 병용 사용이 권장되지 않는다[142].

5.4. 약동학적 상호작용

약동학적 상호 작용과 상관없이 다른 항응고제, 항혈소판제, NSAIDs의 병용은 출혈의 위험을 증가시킨다[143-145]. 따라서, 이런 약제의 병용은 이득이 출혈보다 높다고 판단되는 경우에 한해 주의하여 이루어 져야 한다. NOAC과 두 가지의 항혈소판제를 병용하는 3제 요법은 최대한 기간을 줄여야 한다.

5.5. 여러 약제 복용

여러 약제 복용은 약물 상호작용으로 인한 부작용이 잘 생기는 위험 인자이다 [146-148]. 하지만, ROCKET-AF 와 ARISTOTLE에서 5가지 혹은 9가지 이상의 다 약제를 복용하는 환자들 역시 NOAC은 비타민 K 길항제와 유사한 임상 결과를 보였다[147,148]. 이런 결과는 해석에 제한이 있지만, 여러 연구의 사후 분석에서 확인되었고, 여러 가지 중에서 강력한 CYP3A4 억제제 (ketoconazole, ritonavir) 또는 유도제 (phenytoin, rifampicin)와의 병용은 금하였다. 비타민 K 길항제 군에서도 여러 약제 복용 환자에서는 임상 사건이 증가하였는데 이는 약물 상호 작용뿐만 아니라, 이런 환자들이 기본적으로 고위험 군이기 때문이기도 하다. 여러 약제 복용력이 NOAC사용의 금기는 아니지만, 이런 고위험군 환자에서는 특별히 주의가 필요하다.

6. 만성 신질환 및 진행된 간질환에서의 NOAC

신장 및 간 기능은 NOAC의 대사 및 배설에 중요한 역할을 하므로 NOAC 사용 및 용량 결정에 반드시 고려되어야 한다.

6.1. 만성 신질환에서의 경구 항응고 요법

심방 세동은 만성 신질환의 발생과 진행을 유발하며, 만성 신질환 환자에서 신기능이 저하될 수록 심방 세동의 유병률 및 발생률이 상승하는 것으로 알려져 있다[149-152]. 신질환을 동반한 심방 세동 환자는 색전증 및 심각한 출혈 위험도 모두가 증가하여 이환율 및 사망률을 증가시키기 때문에 위험도 예측 및 치료가 쉽지 않다[153, 154]. 현존하는 4개의 NOAC 모두 일정 부분 신장을 통해 배설되는데, 그 비율은 다비가트란 (80%), 에독사반 (50%), 리바록사반 (35%), 아픽사반 (27%) 순이다 (표 4).

만성 신질환을 가진 심방세동 환자에게 경구 항응고제를 처방하기 전 신기능의 평가하기 위해 여러 공식이 사용되고 있는데, 각각의 공식 마다 장점과 단점들이 있다. CKD-EPI 공식은 National Kidney Foundation에서 권장하는 공식으로, 모든 범위의 만성 신질환 단계에서 신뢰도가 높은 것으로 알려져 있다[155]. 그러나 NOAC 사용에 있어서는 Cockcroft-Gault 방식을 이용한 신기능 계산 (Creatinine Clearance; CrCl)을 주로 사용하게 되는데, 이는 대부분의 NOAC 3상 대표 연구 들에서 이 방식이 사용되었기 때문이다. 하지만, 무엇보다 중요한 점은 신기능의 계산이 어떤 공식으로 이루어지는지 보다 급성 신기능 저하가 있는 상태가 아닌 안정적인 상태에서 신기능의 평가가 이루어져야 한다는 점이다.

표 4. NOAC의 흡수 및 대사

	다비가트란	아픽사반	에독사반	리바록사반
생체 이용률	3-7%	50%	62%	공복 복용 시: 66% 음식과 함께 복용 시: 80-100%
전구 약물	해당	해당 없음	해당 없음	해당 없음
신장 외 배설/신장 배설	20%/80%	73%/27%	50%/50%	65%/35%
혈장 단백질 결합	35%	87%	55%	95%
투석 가능 정도	50-60%	14%	n.a.	n.a.
간 대사 (CYP3A4 포함)	해당 없음	해당 (총 간제거율 25%)	해당 적음 (<4%)	해당 (총 간제거율 18%)
음식	영향 없음	영향 없음	6-22% 추가 흡수	+39% 추가 흡수
H2B/PPI와 함께 복용 시	-12% to 30%	영향 없음	영향 없음	영향 없음
아시아 인종	+25%	영향 없음	영향 없음	영향 없음
반감기	12-17시간	12시간	10-14시간	5-9시간 (저연령) 11-13시간 (고령)
기타	소화불량 (5-10%)			음식과 함께 복용

또한 NOAC을 복용하는 환자들은 신기능 저하에 대한 조기 감지를 위해 최소한 1년 간격으로 신기능에 대한 평가가 이루어져야 한다. 만약 신기능 저하가 이미 존재하는 경우 (CrCl <60 mL/min) 에는 더 짧은 간격의 신기능 평가가 필요한데, 일반적으로 환자의 CrCl를 10으로 나눈 값이 신기능 검사의 간격 (CrCl/10 개월)으로 권장된다 (예: CrCl 30 mL/min의 경우 3개월에 한 번씩 검사 권장). 또한 환자가 고령, 노쇠, 다양한 동반질환 등 추가적인 위험인자들을 가지고 있을 경우에는 추가적인 주의 및 짧은 간격의 신기능 검사가 필요할 수 있으며, 특히 다비가트란의 경우 신장 배설 비율이 높기 때문에 각별한 주의가 요구된다.

그 와는 반대로, 신기능이 평균 이상으로 높은 환자 (CrCl > 95 mL/min) 에서 에독사반 (60 mg 1일 1회) 의 경우 비타민 K 길항제 대비 그 효능이 감소한다는 관찰 결과가 발표된 바 있어 주의가 요구되며, 미국 FDA에서는 2015년 에독사반을 CrCl이 높은 (>95 mL/min) 환자 군에 사용하는 것에 대해 다른 NOAC으로 변경하여 사용할 것을 권고한 바 있다[122]. 하지만, 흥미롭게도 이러한 결과는 리바록사반[156] 이나 아픽사반[157] 과 같은 Factor Xa inhibitor 계열의 NOAC 들에서 모두 유사하게 확인되고 있어 향후 추가적인 연구들이 필요한 실정이다. 그럼에도 불구하고 ENGAGE AF 연구의 사후 분석에 결과 신기능에 따라 에독사반의 안전성 및 전반적인 임상 혜택은 비타민 K 길항제 대비 일관적인 것으로 확인되었다는 점[158], 국내를 비롯한 아시아 환자들의 체격 및 CrCl이 서구와는 상당한 차이가 있어 앞서 언급한 서구의 연구 결과를 국내에 적용하기에는 무리가 있다는 점을 고려할 때 국내 데이터를 기반으로 한 추가적인 연구가 필요하다. 국내에서는 높은 신기능 환자에 대한 추가적인 권고 사항은 아직 없다.

6.2. 경도 및 중등도의 신질환 (CrCl≥30 mL/min) 에서의 경구 항응고제

비타민 K 길항제가 경도 및 중증도의 신질환을 동반한 심방 세동 환자의 뇌경색 및 사망률을 감소시킨다는 결과는 이미 잘 알려져 있다[159-162]. 이와 유사하게 4개의 NOAC 모두 3상 임상 연구들에서 경도 및 중증도의 신질환 환자 군에서 비타민 K 길항제 대비 일관적인 효능 및 안전성을 보이고 있다[158,163-166]. 특히 ARISTOTLE 연구의 분석 결과에서는 CrCl 값이 낮은 환자에서도 아픽사반의 비타민 K 길항제 대비 뇌경색 감소 효능은 유지되면서 출혈 위험도 감소의 정도가 더 두드러지는 것으로 보고된다[154,166]. 반면 다비가트란 110 mg 1일 2회 용법에서 보였던 비타민 K 길항제 대비 출혈 위험도의 감소는 CrCl <50 mL/min 미만의 환자에서는 명확하지 않은 것으로 보고되었다[165].

리바록사반, 아픽사반, 에독사반의 경우 각각의 3상 무작위 대조 연구들에서 신기능에 따라 용량을 감량하였던 것에 비해 다비가트란의 임상연구인 RE-LY 연구에서는 신기능에 따른 감량 없이 150 mg 1일 2회 용법과 110 mg 1일 2회 용법을 무작위 배정하여 그 임상결과를 비교하였으며, 현재 약품 처방 설명서에서는 CrCl <50 mL/min 이면서 출혈의 고위험군 환자에서는 110 mg 1일 2회 용법을 권장하고 있으며, 이를 반영하여 대한부정맥학회 심방세동 항응고제 선택 및 용량 권고 지침 에서는 이 환자 군에서 110 mg 1일 2회 용법을 권고하고 있다 (그림 5).

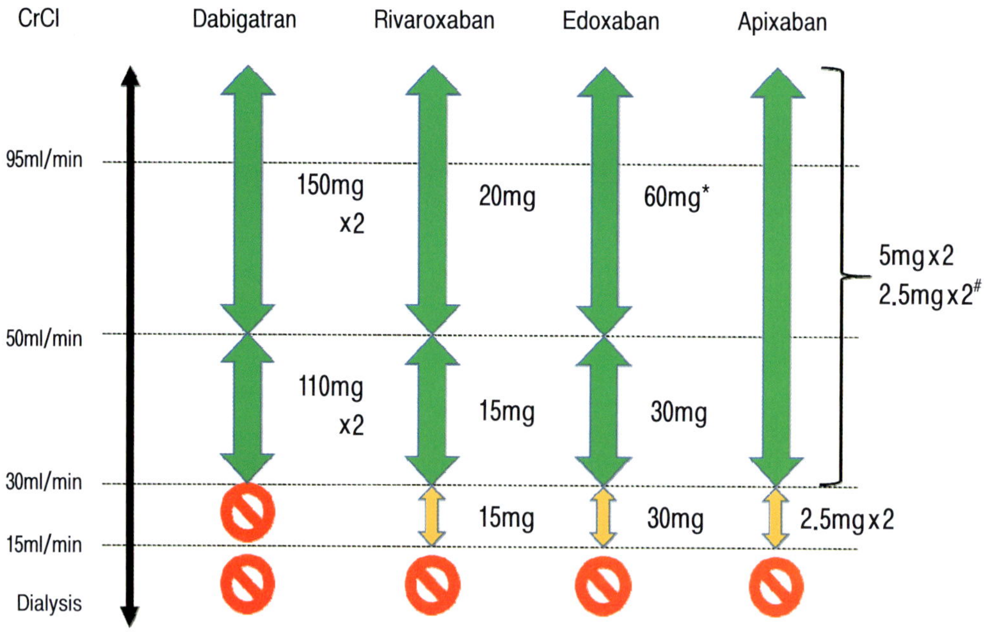

*체중 60 kg 이하 또는 p-Gp inhibitor를 사용하는 경우 30 mg으로 감량할 수 있음.
다음 3가지 중 2가지를 만족하는 경우 2.5 mg 1일 2회 용법으로 감량; 80세 이상, 체중 60 kg 이하, creatinine 1.5 mg/dL 이상.
주황색 - 사용에 주의를 요함

그림 5. 신기능에 따른 NOAC 용법

한편 적절치 못한 용량의 NOAC 사용은 대규모 'real-world' 환자 군에서 좋지 않은 예후를 보이는 것으로 알려져 있으며, 특히 신기능 저하가 명확하지 않은 환자 군에서 적절치 못한 저용량 NOAC의 사용시 출혈 감소의 장점은 뚜렷하지 않으면서 뇌경색 위험성만 증가하는 것으로 확인되고 있어 적절한 용량 결정은 임상적으로 매우 중요한 사안이라 할 수 있겠다[167].

6.3. 중증 신질환 (CrCl 15-29 mL/min)에서의 경구 항응고제

대부분의 NOAC 무작위 대조 연구들 에서는 CrCl <30 mL/min 환자 군들을 제외하였기 때문에 (단, 아픽사반의 경우 소수의 CrCl 25-30 mL/min 환자군 포함) 이 구간의 신기능 저하를 가진 환자 군에 대한 무작위 대조 연구 데이터는 존재하지 않는

다. 또한, 비타민 K 길항제 또한 이 구간의 환자 군에서 전향적으로 확인된 바는 없는 상태이다. 이 환자 군에서는 다비가트란의 경우 투여 금기이며, 이를 제외한 리바록사반, 아픽사반, 그리고 에독사반의 경우 감량하여 사용하는 것이 승인되어 있다 (그림 5). 각 약제의 약력학/약동학 및 신배설 비율, 신기능 저하 환자 군에서 확인된 안전성을 고려할 때 일반적으로는 아픽사반 또는 에독사반의 사용이 선호되고 있으나 추가적인 무작위 대조 연구가 필요한 실정이다.

6.4. 말기 신질환 (CrCl 〈15 mL/min 또는 투석치료)에서의 경구 항응고제

말기 신질환을 가진 심방 세동 환자에게 비타민 K 길항제의 효능과 임상적 이익에 대해서는 아직까지 논란이 많은데, 이는 비타민 K 길항제의 뇌경색 감소 효과는 분명하나 출혈 위험성이 급격히 증가하기 때문이다[159,160,162]. 투석을 받는 환자 군에서의 비타민 K 길항제의 효용성을 조사한 유일한 등록관찰연구에서는 사망률 등을 포함하여 전반적인 임상 혜택이 확인되지 않았다[159]. 말기 신질환 환자에서 유의해야 할 사실은 비타민 K 길항제가 말초 동맥 등 혈관에 석회화를 유발하는 치명적인 합병증을 유발할 수 있다는 점이다[168-170].

한편, 말기 신질환 및 투석 환자 군에서의 NOAC의 효능과 안전성 역시 입증되지 않았으며, 이에 따라 국내에서 이러한 환자 군에서 NOAC의 사용은 금기이다. 최근 투석 환자에게 (FDA 승인 없이) 처방된 리바록사반 및 다비가트란의 경우 비타민 K 길항제 대비 입원률 및 사망률을 증가시키는 것이 확인된 바 있다[171].

반면 미국 (유럽은 해당 없음)에서는 약력학/약동학 연구 결과를 참고하여 신배설 비율이 가장 적은 NOAC인 아픽사반의 5 mg 1일 2회 용법이 현재 투석 환자군 사용에서 미국 FDA의 허가를 받은 상태이다. 그러나 5 mg 1일 2회 용법에 비해 2.5 mg 1일 2회 용법이 더 혈중 농도가 합당하다는 연구 결과가 있다[172]. 반면 최근에는 5 mg 1일 2회 용법이 뇌경색/전신색전증 위험도 및 사망률을 비타민 K 길항제 대비 감소시킨다는 후향적 연구가 발표된 바 있어[173], 아직까지 적절한 용량에 대한 답은 없다. 다른 NOAC의 경우, 말기 신질환 환자에서의 적절한 혈중 농도를 보일 수 있는 약물의 용량을 에독사반의 경우 15 mg 1일 1회, 리바록사반의 경우는 10 mg 1일 1회 용법으로 보고한 연구들이 있다[174,175].

하지만, 가장 중요한 점은 혈중 농도 및 관찰연구 결과는 참고자료에 불과 하며, NOAC을 말기 신질환 환자에게 사용하기 위해서는 대규모 연구를 통한 임상적 이득이 밝혀져야 할 것이라는 점이다. 현재 아픽사반을 대상으로 한 2개의 연구가 진행 중이기 때문에 그 결과가 주목된다.

신 이식을 받은 환자 군에서의 NOAC 사용은 현재까지 데이터가 없으며, 이러한 환자군에게 NOAC을 처방할 때에는 신기능에 맞추어 용량을 결정하되 대부분의 환자들이 면역 억제제를 복용하고 있기 때문에 약제 간 상호작용에 주의하여야 한다.

6.5. 간질환에서의 NOAC 사용

진행된 간질환은 출혈 위험성을 높일 뿐 아니라 혈전 생성을 촉진시킬 수 있다[176]. 또한 간 배설 및 약물 대사에 영향을 주어 약물 반응을 변화시키며 약물 유발 간 손상을 유발할 수 있다[177]. 또한 진행된 간질환 및 응고 장애를 가진 환자는 INR 수치가 자체적으로 상승되어 있는 경우가 많아 비타민 K 길항제를 처방할 경우 적절한 용량 조절이 쉽지 않은 경우가 많다[178]. 명백한 활동성 간질환을 가진 환자군, 즉 간 경변이 있거나 지속적인 간수치 및 황달 수치의 상승을 보이는 경우는 대규모 NOAC 3상 무작위 대조연구에서 제외되었다[122,123,179,180]. 그러므로 4개의 NOAC 모두 Child-Truscott-Pugh C의 간 경변 등 응고 장애 및 높은 출혈 위험성을 가진 간질환에서는 금기이다 (표 5). Child B 간 경변 환자의 경우 리바록사반 사용으로 간 수치 상승이 보고되었기 때문에 금기이며[181], 다비가트란, 아픽사반, 그리고 에독사반의 경우는 주의 하에 감량하여 투여할 것이 권고된다. 2006년에 간 독성으로 인해 ximelagatran이 시장에서 퇴출되었기에 NOAC의 간독성에 대한 우려가 있었으나[182], NOAC 연구들에서 간독성에 대한 보고는 없었기에 실제적인 NOAC의 간 독성은 와파린보다 낮을 것으로 생각된다[183,184].

표 5. Child-Turcotte-Pugh score 계산 및 간질환에서의 NOAC 사용

측정 항목	1점	2점	3점
혼수	No	Grade 1-2 (약물로 조절됨)	Grade 3-4 (약물로 조절되지 않거나 만성)
복수	No	경도 (이뇨제에 반응 있음)	중증도-중증 (이뇨제 반응 없음)
빌리루빈	〈2 mg/dL	2-3 mg/dL	〉3 mg/dL
알부민	〉3.5 g/dL	2.8-3.5 g/dL	〈2.8 mg/dL
INR	〈1.7	1.71-2.30	〉2.30

Child-Pugh category	다비가트란	아픽사반	에독사반	리바록사반
A (5-6점)	감량 없음	감량 없음	감량 없음	감량 없음
B (7-9점)	감량 및 주의 사용	감량 및 주의 사용	감량 및 주의 사용	금기
C (10-15점)	금기	금기	금기	금기

7. NOAC 복용 중 출혈의 대처

NOAC에 대한 3상 임상연구들은 NOAC이 비타민 K 길항제에 비해 뇌출혈과 생명을 위협하는 중요 출혈을 감소시킨다는 것을 보여주었다. 그뿐만 아니라 NOAC을 복용하면서 발생한 두개강 내 출혈을 포함한 중요 출혈을 겪은 환자들에서도 비타민 K 길항제에 비해, 전반적인 사망률이 감소하는 결과를 보여주었다[185].

앞으로 더욱 많은 환자들이 NOAC으로 항응고치료를 받을 것을 고려하면, NOAC 관련 출혈은 점점 증가할 것으로 예상된다. 따라서 출혈과 관련하여 NOAC의 올바른 선택과 투약의 기준을 설정하고, 적절한 혈압 조절, 와파린의 경우 불안정한 INR의 교정, 그리고 교정 가능한 다양한 출혈 위험 인자를 평가하는 것이 중요하다. 그러기 위해서는 다양한 의료진의 다학제적 접근이 필요하며, 출혈에 관한 포괄적인 관리가 필요하다. 이러한 포괄적인 관리 체계에서는 혈액 응고 검사를 포함하여 비특이적 또는 특이적 역전 약물의 사용에 관한 규정도 포함하고 있어야 한다. 이러한 약물의 사용과 검사들은 병원 내 의료진이 쉽게 접근할 수 있어야 하며, 필요 시 즉각적인 사용이 가능해야 한다.

적절한 출혈에 대한 치료를 위해서 필요한 임상 정보

❶ **출혈의 유형:** 경미한 출혈, 생명을 위협하지 않는 중대한 출혈, 생명을 위협하는 중대한 출혈

❷ **환자 치료력:** 마지막 NOAC 복용량, 복용한 용량, 신장 기능, 혈장 농도에 영향을 미치는 다른 인자 및 지혈에 영향을 미치는 기타 요인 (항혈소판제의 병용 사용).

NOAC을 사용하면서 발생한 출혈 환자의 대체 전략

❶ **NOAC의 자연적 제거:** 항응고 효과가 약물의 자연적 제거로 인해 정상화되기를 기다린다. 이러한 효과는 환자의 이뇨를 유지함으로써 더욱 촉진된다.

❷ **역전제의 사용:** 이다루시주맙 (idarucizumab)은 다비가트란과 특이적으로 결합하는 항체로 다비가트란의 역전제로 유일하게 상용된 약제이며, 다비가트란에 의한 치명적인 출혈에 매우 효과적으로 사용할 수 있다[186]. Xa 억제제의 역전제로 안덱사네트 알파 (Andexanet alpha)가 있으며, ciraparantag (PER 977)는 좀 더 폭넓은 길항 작용을 갖는 작은 합성 분자이나 이 두 가지 약제는 아직 상용화되지는 않았다.

❸ **비특이적 응고 인자 농축물의 사용:** NOAC을 복용하면서 발생한 출혈 환자 연구에서 프로트롬빈 복합 농축물 (prothrombin complex concentrate [PCC])의 효과에 대한 긍정적인 결과들이 보고되고 있다. 하지만 국내에는 현재 PCC가 허가되지 않아 사용할 수 없는 실정이다. 한편 신선한 냉동 혈장 (fresh frozen plasma)은 출혈의 치료를 위해 새로 투여된 응고 인자들의 희석 효과 및 많은 혈장양의 증가로 인해 유용한 역전 전략으로 간주되지 않는다. 비타민 K와 프로타민의 투여는 NOAC 복용 중 발생한 출혈을 조절하는데 아무런 역할을 하지 않지만, 비타민 K 결핍이 의심되는 경우, 또는 헤파린을 병용하는 경우에 유용할 수 있다.

7.1. 경미한 출혈

NOAC 치료에 따른 소화기 불편감과 경미한 출혈은 NOAC 사용 중단의 빈번한 원인이기 때문에 과소 평가되어서는 안 된다. 환자는 그러한 출혈의 징후와 증상을 인지하고, 출혈이 발생했을 때 의료인에게 즉시 알려야 한다. 의사의 판단 없이 임의로 중단할 경우, 혈전 색전증의 위험이 증가할 수 있다. 경미한 출혈은 일반적으로 NOAC을 최대 1 회 복용량만큼 중단시킴으로써 조절할 수 있다. 출혈의 원인을 파악한 후 적극적인 치료가 필요할 수 있다. 위궤양의 경우 PPI, 요로 감염의 경우 항생제 등이 도움이 되며, 코피 및 잇몸 출혈은 국소 항 섬유소 용해제로 치료할 수 있다. 만약 원인을 발견하기 힘든 경미한 출혈이 재발하는 경우에는 다른 종류의 NOAC으로 변경을 고려해야 한다 (그림 6).

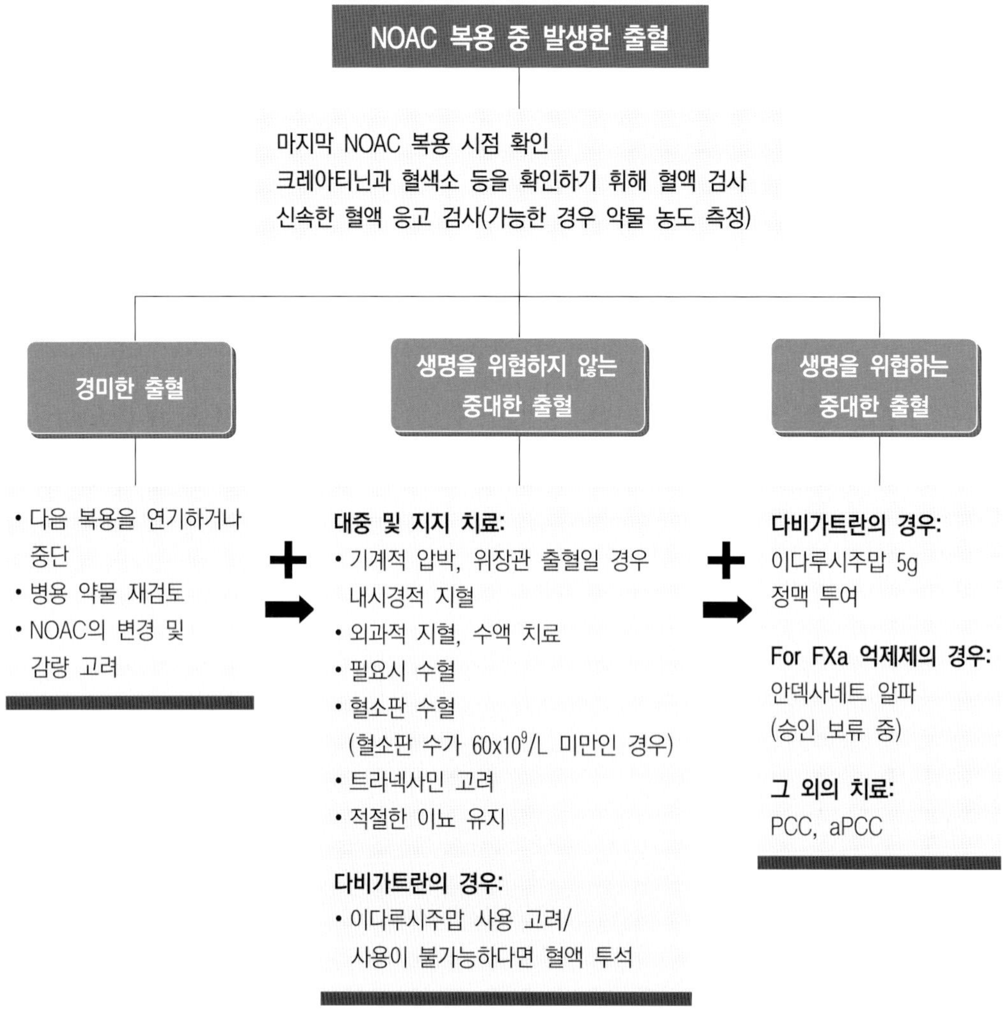

그림 6. NOAC 복용 중 발생한 출혈에 대한 조치

7.2. 생명을 위협하지 않는 중대한 출혈

생명을 위협하지 않는 중대한 출혈에서 기본적이고 가장 중요한 치료는 출혈의 원인에 대한 치료 및 기계적 압박, 내시경 또는 외과적 지혈, 수혈 및 기타 보존적 치료이다 (그림 6 및 표 6). 모든 NOAC의 반감기가 비교적 짧은 것을 고려한다면, 항응고제 활성은 비교적 짧은 시간 안에 회복될 것으로 예상된다 (표 4와 6). 그리고 NOAC의 체내 빠른 배출을 위해서는 적절한 이뇨가 권장되지만, 약물이 신장으로 배출이 많은 다비가트란의 경우, 특히 심각한 신부전증이 동반된 환자의 경우라면 혈액 투석이 적절한 치료 방침이 될 수 있다. 그러나, Xa 억제제로 치료받은 환자는 단백질 혈장 결합이 높기 때문에 투석은 큰 도움을 주지 못한다. 항 섬유소 용해제(트라넥사민, Tranexamic acid) 또는 데스모프레신이 특수 상황에서 도움이 될 수 있다. 특히 트라넥사민은 외상으로 인한 출혈에서 지혈을 유도하는데 안전성이 입증되었다.

표 6. 출혈이 발생한 경우 조치 방법

	다비가트란	아픽사반, 에독사반, 리바록사반
생명을 위협하지 않는 중대한 출혈	• 마지막 NOAC 복용 시점 확인 • 국소 지혈 • 수액 공급 • 필요시 수혈 • 혈소판 수혈 (혈소판 수가 60x10^9/L 미만이거나 혈소판 기능장애가 있는 경우) • Fresh frozen plasma: 역전제 역할이 아닌 plasma expander로 활용 • Tranexamic acid 고려 • Desmopressin 고려 (응고 장애가 있는 등 특별한 경우)	
	• 혈장의 정상화 시간: • 정상 신기능: 12-24시간 • CrCl 50-80 mL/min: 24-36시간 • CrCl 30-50 mL/min: 36-48시간 • CrCl 〈30 mL/min: 〉_48시간 • 적절한 이뇨 유지 • 이다루시주맙 고려	• 혈장의 정상화 시간: 12-24 시간
생명을 위협하는 중대한 출혈	• 위의 내용 포함 • 역전제: 이다루시주맙 5 g 정맥 투여 (2.5g을 각각 15분 이내의 간격으로 정맥 투여)	• 위의 내용 포함 • 역전제: 안덱사네트 알파 (승인 보류 중)

7.3. 생명을 위협하는 중대한 출혈

NOAC을 복용하는 도중 발생한, 생명을 위협하는 중대한 출혈의 경우, 위에서 요약한 표준 조치 이외에 역전제가 도움이 될 수 있다[187,188].

7.3.1. 이다루시주맙

이다루시주맙은 REVERSE-AD (Reversal Effects of Idarucizumab in Patients on Active Dabigatran) 연구에서 생명을 위협하는 중대한 출혈이나 응급 수술이 필요한 다비가트란 복용중인 환자에게 사용되었다. 이다루시주맙은 거의 모든 환자에서 다비가트란의 항응고제 활성을 몇 분 만에 완전히 회복시켰다. 따라서, 이러한 응급 상황에서는 1차 요법으로 권장되며, 총 5 g의 이다루시주맙이 투여된다. 정맥 내로 2.5 g의 2 바이알을 각각 15 분 이내의 간격으로 투여한다. 5 g 용량의 이다루시주맙이 예외적으로 다비가트란을 완전히 중화시키지 않을 수 있기 때문에 (예: 과다 복용 또는 신기능 저하 환자의 경우) 임상 증후 및 혈액 검사를 통한 모니터링을 계속하는 것이 좋다. 환자의 상태가 안정되었다면, 24 시간 후 다비가트란은 다시 시작할 수 있다.

7.3.2. 아픽사반, 에독사반, 리바록사반 (FXa 억제제)의 역전제

현재 진행중인 ANNEXA-4 (Andexanet Alfa, a Novel Antidote to the Anticoagulation Effects of FXA Inhibitors study-4)의 연구를 바탕으로, 안덱사네트 알파는 생명을 위협하는 Xa 억제제에 의한 출혈을 치료하는데 첫 번째 선택이 될 수 있다. 그러나 이 약제의 사용 허가 및 출시는 아직 미정이다. ANNEXA-4 연구에서, 약물은 15-30 분에 걸쳐 정맥으로 투여되고, 이어서 2 시간 동안 정맥으로 주입되었다. 투여량은 NOAC 종류와 마지막 복용 후 시간에 따라 달라진다. 리바록사반 (역전 시도 전 마지막 복용이 7 시간이 넘을 경우) 또는 아픽사반의 경우는 400 mg 초기 투여와 480 mg의 유지 용량 (4mg/min)이 투여된다. 리바록사반 (역전 시도 전 마지막 복용이 7 시간 미만이거나 알 수 없는 경우) 및 에독사반의 경우는 800 mg의 초기 투여와 960 mg의 유지 용량 (8 mg/min)이 투여된다. 하지만 일부 환자에서 투여를 멈춘 후에 항응고제 활성이 다시 나타날 수 있으며, 어느 시점에서 항응고제 효과가 다시 나타나는지는 아직 확실치 않기 때문의 임상 증후 및 혈액 검사를 통한 모니터링을 계속하는 것이 필요하다.

7.3.3. 응고 인자

NOAC에 대한 임상 시험 및 등록 데이터의 분석에 따르면, 출혈 당시 응고 인자의 투여는 큰 효과를 보여주지 못했다. 실제로 NOAC의 역전 효과로 인해 잠재적 혈전증의 부작용이 발생할 수 있음을 항상 고려해야 한다. 지혈 효과를 응고 인자 정상화 관점에서 본다면 1상 및 2상 임상 연구를 통해 PCC 및 활성화 PCC (aPCC)의 잠재적 유용성을 보여 주었다. PCC/aPCC는 국내에 허가되지 않아 사용할 수 없는 실정이나 3상 임상 시험에서 비타민 K 길항제나 NOAC으로 인한 출혈 모두에서 비슷한 지혈 결과를 보여주었다[189-191]. 많은 관찰연구에서 NOAC을 복용하면서 출혈이 발생한 환자에게 PCC/aPCC를 사용은 지혈을 유도하는데 효과적이었던 것으로 나타났다. PCC/aPCC의 투여는 즉각적인 지혈 보조가 필요하고, 역전제를 사용할 수 없는 경우 생명을 위협하는 중대한 출혈이 발생한 환자에서 고려할 수 있으나 국내에서는 사용할 수 없는 실정이다.

7.4. 외과적 출혈 이후 항응고 치료

경미한 출혈의 경우, 항응고 치료를 다시 시작할 수 있다. 때로는 1회 투여를 중단한 이후 다시 사용할 수 있다. 생명을 위협하는 중대한 출혈의 경우 항응고를 재개할 때 위험성과 이점을 면밀히 재평가해야 한다. 2차적 원인 (외상 후 출혈 등) 또는 가역적 원인 (암으로 인한 비뇨 생식기 출혈 등)으로 인한 출혈은 출혈의 원인이 제거되면 항응고 치료를 다시 시작할 수 있다. 가장 빈번하게 발생하는 출혈 중 하나인 위장관 출혈에 대해서는 예시된 바와 같이, 많은 추가 인자를 고려해야 한다 (그림 7). 특히 명확한 이차적 또는 치료 가능한 가역적 원인이 없는 생명을 위협하는 중대한 출혈의 경우, 항응고 치료 재개의 위험이 이점보다 클 수 있다. 이러한 경우 좌심방이 폐쇄술 (left atrial appendage occlusion)이 장기간의 항응고 치료를 대체할 수 있을 것으로 보인다.

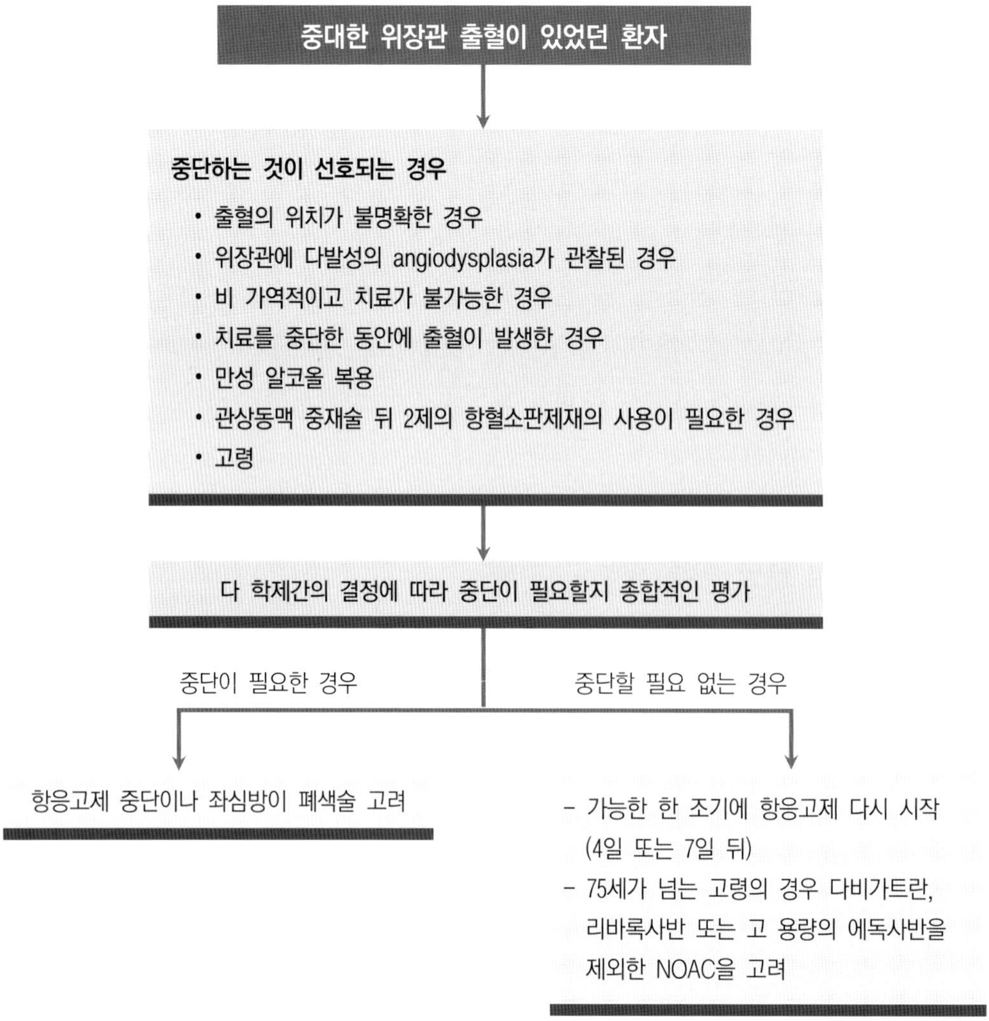

그림 7. 중대한 위장관출혈이 있었던 환자에서의 항응고제 (재)시작

8. 침습적 시술 및 수술을 받을 계획이 있는 환자

8.1. NOAC을 언제 중지해야 할 것인가?

통계적으로 항응고치료를 받는 환자들의 1/4 가량이 향후 2년 이내에 중재 시술로 인해 일시적으로 항응고치료를 중단해야 하는 것으로 알려져 있다[192]. 현재 다양한 학회에서 수술 혹은 중재시술 이전 NOAC의 중단 시점에 대해 별도의 진료 지침을 제시하고 있는 실정이다.

표 7. 계획된 시술/수술 전 마지막으로 NOAC을 복용해야 하는 시간

	다비가트란		아픽사반, 에독사반, 리바록사반	
	• 출혈 위험이 중요하지 않거나 국소 지혈이 가능한 경우: • 최저 혈중약물농도 수준에 시행 (마지막 투약 후 12-24시간)			
	출혈 저위험	출혈 고위험	출혈 저위험	출혈 고위험
CrCl≥80 mL/min	≥24시간	≥48시간	≥24시간	≥48시간
CrCl 50-79 mL/min	≥36시간	≥72시간	≥24시간	≥48시간
CrCl 30-49 mL/min	≥48시간	≥96시간	≥24시간	≥48시간
CrCl 15-29 mL/min	적응 안됨	적응 안됨	≥36시간	≥48시간
CrCl < 15 mL/min	공식적인 적응증 아님			

• 헤파린으로 가교 치료를 하지 않음

• 출혈 저위험의 경우 수술 후 24시간 이후 NOAC 재 투약
• 출혈 고위험의 경우 수술 후 48-72 시간 이후 NOAC 재 투약

• 예정된 시술/수술을 받는 경우 환자는 시술/수술의 날짜 시간과 그리고 언제 마지막 NOAC을 복용해야 하는지에 대한 안내문을 받아야함

NOAC을 언제 끊고 시작할지를 결정할 때는 반드시 수술의 종류와 환자의 특성을 고려해야 한다 (표 7). 침습적인 수술적 중재 시술은 NOAC을 일시적으로 중단해야 하지만, 경우에 따라 덜 침습적인 시술은 상대적으로 출혈의 위험이 적기 때문에 꼭 NOAC을 중단할 필요는 없다 (표 8, 그림 8). NOAC을 복용하는 환자뿐 아니라 일차 진료를 담당하는 의사들 역시 미리 계획된 시술을 하기 전에 시술이 예정된 날짜, 시술 시간, 그리고 언제 NOAC을 중단해야 하는지에 대한 안내문을 제공받아야 한다.

8.1.1 출혈 위험이 미약한 경우

대부분의 출혈 위험이 미약한 수술과 시술의 경우, 항응고치료를 중단하는 것은 추천하지 않는다 (그림 8). 일반적으로, 이런 수술 및 시술은 마지막 NOAC을 복용한 후 12-24시간 뒤에 시행할 수 있다. 마지막 NOAC을 복용한 후 18-24시간 지나 시술을 받고 그 뒤로 6시간 후에 재 투약할 수 있다 (다비가트란, 아픽사반은 1회 투약 중지, 에독사반, 리바록사반은 투약 중지 필요 없음). 만약 시술 이후 지혈이 완전히 되었다면 환자는 퇴원해도 보통 무리가 없다. 다만 환자는 퇴원 전에 향후 발생할 수 있는 출혈에 대한 조치에 대해 교육을 받아야 하며, 출혈이 발생했을 경우 의료인에게 쉽게 연락할 수 있어야 한다.

8.1.2 출혈의 위험이 적은 경우

출혈의 위험이 적은 중재 시술의 경우 (표 7), 정상적인 신장 기능을 가지고 있는 환자라면 24시간 전에 NOAC을 중단해야 한다. 다비가트란을 복용하고 크레아틴 청소율이 <80 mL/min인 환자는 신기능 정도에 따라 그보다 더 이른 시기에 NOAC을 중단해야 한다. FXa 억제제 (아픽사반, 리바록사반, 에독사반)를 복용하며 크레아틴 청소율이 15-29 mL/min인 경우 최소 수술 36시간 전에는 NOAC을 중지해야 한다. 드로네다론, 아미오다론 혹은 베라파밀을 복용하고 있고, 혈전 색전증의 위험이 적다면 ($CHA_2DS_2VASc \leq 3$) 추가적으로 24시간을 더 중지하는 것을 고려해야 한다[140]. 반대로 어떤 시술의 경우에는 (심박동기 삽입술 등) 아침 용량만 중단하는 등 좀 더 짧게 중단할 수 있다. 향후 PAUSE (Perioperative Anticoagulant Use for Surgery Evaluation)의 연구는 이에 대한 총괄적인 정보를 제공할 수 있을 것이다[193].

표 8. 출혈 위험에 따른 계획된 시술/수술의 분류

출혈 위험이 미약한 경우
치과 시술
1-3개의 발치
치주 수술
배농 절개
임플란트
백내장, 녹내장 수술
조직검사 없는 진단적 내시경
피부 수술 (배농, 피부과적 절제)

저 출혈 위험 시술 **(출혈이 드물게 발생하거나 혹은 발생하더라도 임상적으로 큰 문제가 되지 않는 경우)**
조직검사를 동반한 내시경
전립선, 방광 조직검사
전기생리학검사 및 전극도자절제술
관상동맥이외의 혈관 조영술
심박동기, 제세동기 이식술

고 출혈 위험 시술 **(출혈이 자주 발생되거나 혹은 발생했을 경우 치명적이 경우)**
복잡한 내시경 시술 (용종 절제술, 괄약근절개가 필요한 ERCP 등)
척추 마취, 경막외 마취, 척추 천자
흉부 수술
복부 수술
주요 정형외과 수술
간 조직검사
경요도 전립선 절제술
신장 조직검사
초음파 쇄석술

고 출혈 위험 및 혈전 생성이 촉진되는 시술
좌측 심장의 전극도자절제술

		4일전	3일전	2일전	1일전	수술일	수술 후 1일	수술 후 2일
미약한 출혈 위험	다비가트란	○ ○	○ ○	○ ○	○ ○	가교 필요 없음 / 수술 / 수술 후 6시간 이상 경과 (○)	○ ○	○ ○
	아픽사반	○ ○	○ ○	○ ○	○ ○	가교 필요 없음 / 수술 / 수술 후 6시간 이상 경과 (○)	○ ○	○ ○
	에독사반 리바록사반 (오전 복용)	○	○	○	○	가교 필요 없음 / 수술 / 수술 후 6시간 이상 경과 (○)	○	○
	에독사반 리바록사반 (오후 복용)	○	○	○	○	가교 필요 없음 / 수술 / 수술 후 6시간 이상 경과 (○)	○	○
출혈 저위험	다비가트란	○ ○	○ ○	○ ○	(○)	가교 필요 없음 / 수술 / 수술 후 6시간 이상 경과 (○)	○ ○	○ ○
	아픽사반	○ ○	○ ○	○ ○	(○)	가교 필요 없음 / 수술 / 수술 후 6시간 이상 경과 (○)	○ ○	○ ○
	에독사반 리바록사반 (오전 복용)	○	○	○	(○)	가교 필요 없음 / 수술 / 수술 후 6시간 이상 경과 (○)	○	○
	에독사반 리바록사반 (오후 복용)	○	○	○		가교 필요 없음 / 수술 / 수술 후 6시간 이상 경과 (○)	○	○
출혈 고위험	다비가트란	○ ○	○ ○	가교 필요 없음	가교 필요 없음	수술 / 병원 별 상황에 따른 수술 후 혈전 예방 치료	병원 별 상황에 따른 수술 후 혈전 예방 치료	○ ○
	아픽사반	○ ○	○ ○	가교 필요 없음	가교 필요 없음	수술 / 병원 별 상황에 따른 수술 후 혈전 예방 치료	병원 별 상황에 따른 수술 후 혈전 예방 치료	○ ○
	에독사반 리바록사반 (오전 복용)	○	○	가교 필요 없음	가교 필요 없음	수술 / 병원 별 상황에 따른 수술 후 혈전 예방 치료	병원 별 상황에 따른 수술 후 혈전 예방 치료	○
	에독사반 리바록사반 (오후 복용)	○	○	가교 필요 없음	가교 필요 없음	수술 / 병원 별 상황에 따른 수술 후 혈전 예방 치료	병원 별 상황에 따른 수술 후 혈전 예방 치료	○

그림 8. 계획된 시술/수술 시 NOAC의 중단 및 재 투여

8.1.3. 출혈의 위험이 높은 경우

주요 출혈의 발생 위험이 높은 침습적 시술을 할 때에는 수술 전 48 시간 혹은 그 이상 NOAC을 중지하도록 권유된다. 긴 시간 동안 NOAC을 중지하는 경우에는 환자의 혈전색전증 발생 위험과 출혈의 위험성을 모두 고려해야 한다. 또한 환자가 신기능장애가 있다면 다비가트란의 경우 더 긴 시간 동안 중지해야 한다 (표 7, 그림 8). NOAC의 지속 효과 시간의 예측이 불확실하다면 혈장 내 NOAC 농도를 체크하는 방법이 있지만, 안전한 NOAC 농도에 대한 근거가 부족하며, 또한 혈전색전증의 발생위험을 감수하면서까지 특정 농도로 감소될 때까지 기다려야 하는지에 대해서도 그 근거가 부족한 실정이다.

8.1.4. 가교 요법 (Bridging therapy)

NOAC은 항응고효과를 예측하여 단기간 동안 중지할 수 있기 때문에 이를 복용하고 있는 환자들에게 수술 전 헤파린으로 가교 요법을 하는 것은 추천되지 않는다. BRIDGE (Bridging Anticoagulation in Patients who Require Temporary Interruption of Warfarin Therapy for an Elective Invasive Procedure or Surgery) 연구에서 발표했듯이 와파린을 헤파린으로 가교 요법을 하는 것은 출혈의 위험의 위험을 높이는 반면 여러 심혈관계사건을 줄이지 못했다[194].

8.1.5. 치과 수술

치과 수술은 대체적으로 경미한 출혈 위험이 있는 것으로 생각되며 또한 출혈이 발생하더라도 국소 지혈을 잘 할 수 있는 수술이다. 치과 수술에 대해 대부분의 치료지침은 NOAC을 중단하지 말라고 권유하고 있고, NSAID의 복용을 피하라고 권유하고 있다[195]. 하지만, 근거는 부족하고, 대부분 약물학적 정보에 근거하여 추천된 경우가 많다[196]. 발치의 경우는 대부분 외래에서 NOAC을 중단하지 않거나 혹은 시술 당일 오전만 중지하고 시술 후 국소 지혈을 하며 안전하게 시행할 수 있다[197-200]. 국소 지혈 방법의 종류에는 oxidized cellulose나 흡수되는 젤라틴 스폰지, 봉합, 트라넥사민 구강 세척, 혹은 트라넥사민을 묻힌 거즈로 압박하는 방법 등이 있다.

8.1.6. 심장이식전자장치 시술

심박동기 및 제세동기 등의 심장이식전자장치 시술은 일반적으로 출혈의 위험이 낮은 시술로 여겨진다. 최근 무작위연구에서 와파린을 복용 중인 환자들이 심장이식전자장치 시술을 할 때 와파린을 그대로 유지하며 시술을 진행하더라도 출혈이나 혈전색전증의 위험이 낮은 것이 밝혀졌다[201]. NOAC을 복용하는 환자들을 대상으로 진행한 BRUISE-CONTROL 2 연구에서는 시술 당일 오전 NOAC을 중지한 그룹과 48시간 이전에 중지한 그룹 (다비가트란은 신기능 장애 정도에 따라 조절) 간에 비슷한 출혈과 혈전색전증의 발생 위험을 보였다. 따라서 출혈의 위험이 낮은 시술의 표준적인 접근 방법은 시술하는 날 오전 약은 중지하고 시술을 한 뒤에 다음날 투약을 시작하는 것이 추천된다. (표 8, 그림 8).

8.1.7. 국부 마취와 진통제

척수 마취나 경막 외 마취, 요추 천자의 경우 출혈이 발생하면 치명적일 수 있기 때문에, 항응고 효과가 완전히 없어졌을 때 시술을 해야 한다. 유럽뿐만 아니라 북미 진료지침에서도 신경 마취 전에 반드시 NOAC을 중지하도록 권유하고 있으며, 각각 복용중인 NOAC의 5배 반감기를 지난 후에 시행하라고 권유하고 있다[202,203]. 시술이 끝나면 일반적으로 24시간 이후에 NOAC을 다시 복용할 수 있다. 반대로 말초신경 통증 차단이나 말초 관절 근육 주사의 경우에는 NOAC의 복용 중단이 필요하지 않으며, 필요하다고 하더라도 약 2배 정도의 반감기 만큼 짧게 중단하면 된다[204].

8.1.8. 수술이나 침습적 시술 전 실험실 검사

수술이나 침습적 시술 전에 특수한 검사로 NOAC 약물 농도를 체크할 수 있다[205]. 이는 출혈 위험이 큰 시술, 고령, 신기능 이상 혹은 다른 약물을 함께 복용하는 환자들에게 유용한 정보를 제공할 수 있다[140]. 하지만 이에 대한 임상적인 근거는 아직 부족하다.

8.2. 시술 후 언제 NOAC을 다시 시작할 것인가?

완전한 지혈이 이루어졌다면 NOAC은 일반적으로 시술 후 6-8시간 지나고 복용을 해도 된다. 하지만 일부 수술의 경우 48-72시간 이내에 다시 NOAC을 복용하는 경우 출혈의 위험이 심방세동으로 인한 혈전색전증 발생의 위험보다 높은 경우가 있다. 이런 경우에는 6-8시간 후에 비 경구적 항혈전 예방 요법을 하고 NOAC을 48-72 시간 이후에 재 투여해야 한다. 저용량 NOAC은 정맥 혈전증의 예방 효과에 대해서는 입증되었으나, 심방세동이 있는 수술 후 환자들에게 뇌졸중 예방 효과와 안정성이 입증되지는 않았다.

각각 기관의 특수성에 맞춘 진료 지침을 만들고 여러 다른 수술적 환경을 고려한 기관별 항응고치료전략을 세우는 것이 요구된다.

8.3. 심방세동 고주파 전극도자절제술에서 특별히 고려해야 할 점

좌심방 전극도자절제술은 이에 의한 출혈의 빈도는 줄어들고 있으나, 심방중격 천자, 심방내 광범위한 카테터 조작, 고주파절제술로 인해 심각한 출혈의 위험이 높은 시술이다[206]. 또한 서혜부 천자 부위의 합병증으로 인한 주요 출혈 위험도 적지 않다. 다른 한편으로 혈전의 생성을 촉진하여 시술로 인한 혈전색전증의 위험을 높일 수 있다[206,207]. 최근 다른 나라의 진료 지침에서 좌심방에서의 전극도자절제술의 경우 항응고치료를 중지하지 않고 (와파린의 경우 목표 INR 2–2.5) 시행하는 것을 권유하고 있다[116,206]. 리바록사반, 다비가트란, 아픽사반이 각각 VENTURE–AF (Active–controlled multi–center study with blind–adjudication designed to evaluate the safety of uninterrupted Rivaroxaban and uninterrupted vitamin K antagonists in subjects undergoing catheter ablation for non–valvular Atrial Fibrillation), RE–CIRCUIT (Randomized Evaluation of Dabigatran Etexilate Compared to Warfarin in Pulmonary Vein Ablation: Assessment of an Uninterrupted Periprocedural Anticoagulation Strategy), AXAFA - AFNET 5 (Anticoagulation using the direct factor Xa inhibitor apixaban during Atrial Fibrillation catheter Ablation: Comparison to vitamin K antagonist therapy - Atrial Fibrillation Network)연구에서 와파린과 비교된 바 있다[208-210]. 위의 연구들은 공통적으로 NOAC과 와파린을 모두 중지하지 않고 시술을 하였고, 혈전 색전증의 위험은 두 그룹 모두 비슷하였다. 한편 위의 연구들에서 리바록사반은 시술 전날 저녁에 마지막으로 투약이 되었고, 다비가트란과 아픽사반은 시술 당일 오전까지 투약이 되었다. VENTURE–AF연구와 AXAFA - AFNET 5 연구에서 리바록사반과 아픽사반은 와파린과 비슷한 주요 출혈의 위험성을 보여주었다. RE–CIRCUIT 연구에서 다비가트란은 와파린대비 주요 출혈의 위험을 의미 있게 감소시켰다. 에독사반은 현재 이와 비슷한 무작위 연구를 진행 중이며 레지스트리 연구와 ENGAGE–AF 하위집단분석에서 심방세동 전극도자절제술을 시행할 때 에독사반이 와파린에 비해 출혈이나 뇌졸중의 위험을 높이지 않았다[211,212].

NOAC을 복용하고 있는 환자들이 심방세동 전극도자절제술을 시행 받을 때 일관성 있는 항응고치료를 받을 수 있도록 각각의 기관에 맞는 프로토콜을 만들어야 한다. 시술 전 마지막 NOAC 투약 시기를 결정할 때는 신장기능, CHA_2DS_2-VASc 점수, 시술자의 경험, 심방중격천자 이전에 헤파린을 투약하는지 등의 여러 요소들을 고려해서 정해야 한다[206,213]. 만약 심방중격천자를 시술 이전에 영상 검사 없이 시행 한다면, 시술 시작 12시간 전에 마지막 NOAC을 투약하는 것은 합리적이다. 특히 시술 수주일 전부터 NOAC을 잘 복용했는지 확실치 않은 경우에는 시술 이전에 좌심방에 혈전이 있는지 확인해야 한다. 마지막 NOAC이 36시간 이전에 투약 되었고, 이전에 적절한 항응고치료를 수 주간 받지 않은 환자와 혈전색전증의 위험이 높은 환자들에게도 시술 전 좌심방의 혈전 유무를 확인해야 한다. 시술 동안에는 헤파린 정맥주사로 활성응고시간 (activated clotting time; ACT)를 300-350초로 유지해야 한다[214]. NOAC이나 와파린을 복용중인 환자들 모두 이와 비슷하게 ACT를 조절하는 것이 합리적이다. 일부 NOAC을 복용하던 환자들의 경우 와파린을 복용하던 환자들에 비해 목표 ACT 범위로 조절하기까지 더 많은 양의 헤파린이 요구되기도 한다[208,215,216]. 이는 NOAC과 ACT 검사의 관계보다는 NOAC을 마지막으로 언제 중단했는지가 중요하게 작용할 것이다. 시술을 마치고 적절히 지혈이 되었고, 심낭 삼출이 없다면 sheath를 제거한 후에 약 3-5시간이 경과하면 NOAC을 다시 투약할 수 있다[217].

9. 응급 수술이 필요한 환자

응급 수술과 같은 처치가 필요한 경우 즉시 NOAC을 중단해야 한다. 구체적인 환자 관리는 응급 수술의 긴급한 정도(즉각적, 긴급, 신속)에 따라 달라질 수 있다 (그림 9).

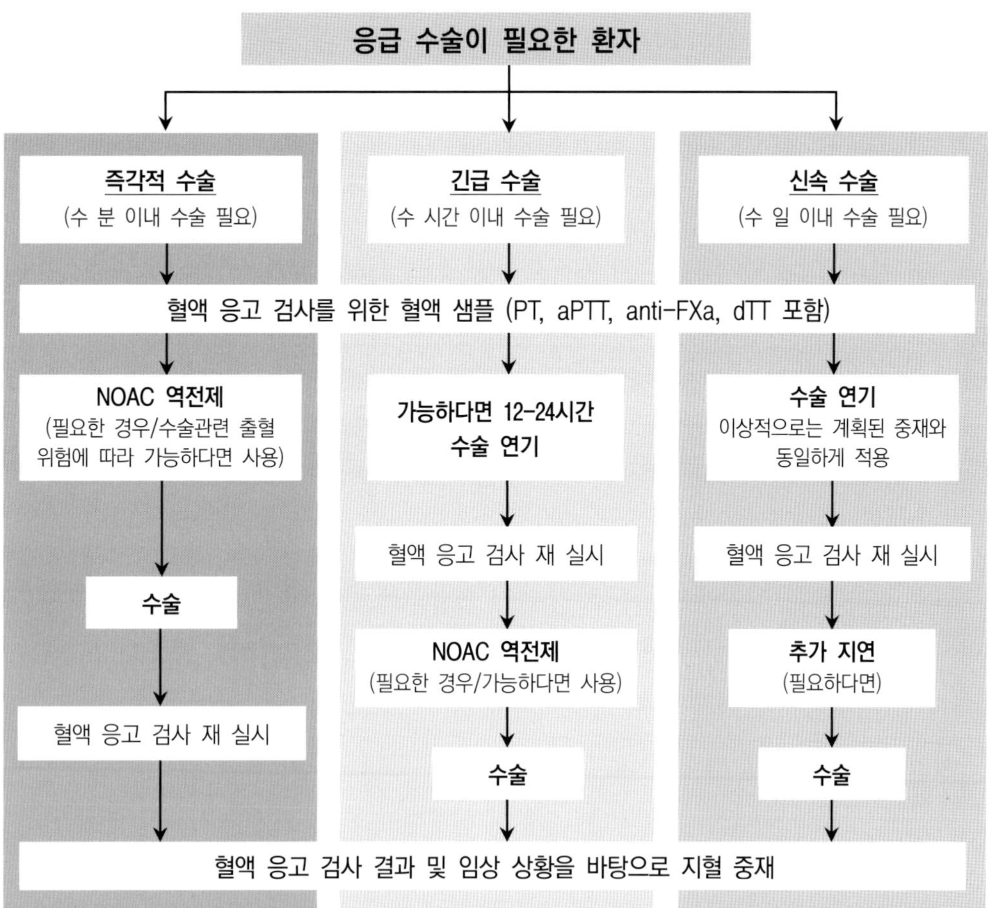

그림 9. NOAC을 복용중인 환자에서 응급 수술이 필요한 경우 조치

즉각 수술

즉각적 수술 (예, 즉각적인 생명/사지/장기를 구하는 수술적 중재, 일반적인 심장/혈관/신경외과적 응급 수술)은 수분 이내에 결정해서 실행되어야 하며, 지체되어서는 안 된다. 이러한 경우 특히 중등도~중증의 출혈 위험이 있는 경우에는 다비가트란의 역전제인 이다루시주맙이 고려되어야 한다[186]. 이다루시주맙은 REVERSE-AD 연구에서 출혈 환자뿐만 아니라 응급수술이 필요한 환자도 연구 대상자로 등록되어 효과를 인정 받았으나, FXa 억제제 역전제인 안덱사네트 알파와 관련된 전향적 개방 3상 임상연구에서는 수술적 중재가 필요한 환자는 연구 대상자에서 제외되었고, 급성 주요 출혈 환자만 등록 되었다[187]. 따라서 이러한 수술 환자에서의 약물 효용성은 안덱사네트 알파와 관련된 연구의 전체 결과 발표와 약물 허가 후 재평가되어야 할 것이다. 만약, 특정 역전제가 사용 가능하지 않다면, 효과와 안전성 데이터는 부족하지만 PCCs 또는 aPCC 투여가 고려될 수 있다[203,218,219]. 특정 역전제가 사용 가능하지 않다면, 경막 외 두개강 내 혈종의 위험을 줄이기 위해서 척수 마취보다는 일반적인 전신 마취로 즉각적인 수술을 진행하는 것이 좋다.

긴급 수술

긴급 수술 (예, 잠재적으로 생명을 위협하는 상태의 급성 발병 또는 임상적 악화에 의한 중재적 수술, 사지/장기의 생존 및 골절의 교정, 통증 완화 또는 기타 증상을 위협할 수 있는 상태)은 결정 후 수 시간 이내에 실행되어야 한다. 이러한 경우에 수술 또는 중재적 치료는 가능하다면 적어도 12시간 (바람직하게는 마지막 NOAC 투여 후 24시간)까지 연기할 것을 권장한다. 또한, 역전제 또는 PCC의 사용 필요성 여부를 결정하기 위해 혈액응고 검사 결과를 기다릴 수 있다.

신속 수술

신속 수술 (생명/사지/장기 생존에 위협이 되지 않는 조기 치료가 필요한 경우)은 결정 후 수일 이내에 실행되어야 한다. 이러한 경우, NOAC의 중단은 계획된 수술 기준을 따른다.

위와 같은 모든 상황에서는 사전 투여된 항응고제 종류에 관계 없이 지혈제 투여 전에 환자의 혈액응고 상태를 평가하기 위하여 혈액 응고 검사 (PT, aPTT, anti-FXa assay, dTT/ECA 등)가 반드시 실시되어야 한다. 그렇다고 이런 검사로 인해 응급상황에서 지혈제 사용을 연기해서는 없다. 다만 이러한 초기 혈액응고 검사 결과는 추후 치료 결정에 영향을 미칠 수 있기 때문에 꼭 시행해야 한다. 혈액응고 검사 중 aPTT의 정상범위 내 수치 결과는 다비가트란 복용 환자에서 혈중 약물 농도가 높지 않다고 예측할 수 있고, PT의 정상범위 내 수치 결과는 리바록사반 복용 환자 (에독사반의 경우 낮은 정도의 예측력을 보임)에서 혈중 약물 농도가 높지 않다고 예측할 수 있다. 하지만 이러한 혈액응고 검사의 정상범위 내 수치 결과가 모든 NOAC의 높은 혈중 약물 농도가 아니라고 단정지을 수 없다. 특이적 항응고 검사 (다비가트란의 dTT 또는 ECA, FXa 억제제의 anti-FXa chromogenic assay)와 혈장 약물 농도 검사는 항응고 인자의 효과 상실의 해석뿐 아니라, 특히 항응고 인자 농도가 높아질 수 있는 상황(예를 들어, 고령, 신기능 장애, 특정 병용 약물)에서의 항응고 인자의 현재 상태를 파악하는 데 크게 도움을 줄 수 있다.

10. 용법 대로 약을 복용하지 못한 경우의 대처

약물의 효과를 극대화하려면 용법에 맞게 약을 잘 복용하는 것이 중요하며, 이를 위해 휴대용 약통이나 휴대폰 알람 등을 이용할 수 있다. 그러나 실제 임상에서 용법 대로 약을 복용하지 못하는 경우가 흔하게 발생하므로, 각 상황에 대한 대처법을 환자에게 미리 교육시킬 필요가 있다.

10.1. 정해진 시간에 약을 복용하지 못한 경우

다음 복용 시각까지 투약 간격 시간의 50% (즉, 하루 2 번 투약하는 아픽사반, 다비가트란은 6 시간, 하루 1 번 투약하는 리바록사반, 에독사반은 12 시간) 이상 남은 경우라면 생각난 즉시 약을 복용한 후 다음 예정 시각부터 원래 용법 대로 약을 복용한다. 50% 미만으로 남은 경우는 빠진 약은 건너뛰고 이후 예정된 시각부터 원래 용법 대로 약을 복용하도록 한다. 그러나 환자가 혈전 위험은 높으나 출혈 위험이 낮다면 50% 미만으로 남은 경우라도 즉각 투약을 고려할 수 있다.

10.2. 약을 2배 용량으로 복용한 경우

한 번에 2 배 용량을 복용한 경우, 하루 2 번 복용하는 아픽사반, 다비가트란은 12 시간 뒤의 투약은 건너뛴 후 다음 12 시간 뒤, 즉 2 배 용량을 복용한 시간으로부터 24 시간 뒤부터 원래 용법 대로 재 복용을 시작한다. 하루 1 번 복용하는 리바록사반, 에독사반은 투약을 건너뛸 필요 없이 24 시간 뒤부터 원래 용법에 따라 다시 복용을 하도록 한다.

10.3. 약 복용 여부가 불분명한 경우

하루 2 번 복용하는 아픽사반, 다비가트란은 일반적으로 재 투약 없이 다음 정해진 시각부터 재 복용을 하도록 권유하며, 하루 1 번 복용하는 리바록사반, 에독사반은 CHA_2DS_2-VASc 3 점 이상의 혈전 고위험군은 생각난 즉시 다시 투약 후 원래 스케줄을 따르고 2 점 이하인 경우는 다시 투약 하지 않고 다음 스케줄에 따라 투약할 것을 권고하나, 환자의 출혈 위험성에 따라 개별화 하여 결정할 필요가 있다.

11. 현재 출혈은 없으나 NOAC을 과복용 했거나 의심되는 경우

혈중 NOAC 농도가 상승할 경우 출혈 위험이 높아지게 된다. 이는 NOAC 약제를 과용량으로 복용한 경우에도 발생할 수 있지만, 급성 신부전 (특히 다비가트란의 경우)이나 약물 상호작용에 의한 영향에 의해서도 NOAC의 혈중 농도가 상승할 수 있다. 과복용 하였을 경우 출혈 합병증이 있는 경우와 그렇지 않은 경우를 구분하여 치료하는 것이 중요하다.

NOAC의 과복용이 의심될 경우, 혈액 응고검사는 과복용의 정도를 평가하는 데 도움이 될 수 있다. 다비가트란을 복용한 경우 aPTT 수치가 정상, 그리고 리바록사반이나 에독사반 복용한 경우 PT 수치가 정상이라면 약제의 혈중 농도가 심각하게 매우 높지 않다는 것을 의미한다. 하지만 이러한 혈액 응고검사를 약물 농도의 양적 평가를 위하여 정규 검사로 시행하는 것은 적절하지 못하다.

NOAC의 혈중 약물 농도의 반감기는 상대적으로 짧은 편이기 때문에 급성 출혈이 없는 대부분의 경우에는 다른 조치 없이 경과 관찰하며 기다린다. 체내에서 약물이 배출되는 반감기는 나이나 신장 기능에 따라 달라진다. 리바록사반의 경우 장내 흡수가 제한적이기 때문에 리바록사반을 50 mg 이상 과복용하게 될 경우에는 혈중 농도가 거의 상승하지 않는 천장 효과가 나타났다[220]. 아픽사반의 경우 건강한 성인에서 하루 50 mg의 용량을 3~7일간 복용하였을 때 임상적으로 유의한 부작용은 나타나지 않음이 보고된 바 있다[221]. 하지만 과복용의 결과에 대한 연구 결과는 부족하다.

어떤 종류의 NOAC이라 하더라도 수시간 이내에 (특히 2시간 이내) 과복용한 경우 활성탄소 차콜이 (성인 용량 30-50g) 도움이 될 수 있다. 하지만 이에 대한 근거는 부족하다[189,222,223]. 만약 혈중농도를 빠르게 정상화시켜야 하거나, 혹은 심한 신장 기능 저하 등의 이유로 혈중 농도 정상화가 지연될 경우 역전제를 사용하는 등 다른 치료법을 고려할 수 있다[224]. 출혈이 없는 환자에서 비선택적인 방법으로 지혈을 돕는 치료법은 자칫하면 강한 응집 효과 (prothrombic effect)를 야기할 수 있기에 이득과 위험을 따져 특수한 경우에만 시행해야 한다.

12. NOAC의 항응고 효과 측정 방법

NOAC의 항응고 효과는 통상적인 혈액 응고 검사 (PT, aPTT)로는 정확하게 평가할 수 없다. 하지만, NOAC 혈장 농도를 정량적으로 측정하기 위해 개발된 특수 응고검사로 평가할 수 있다. 대부분의 응고측정기는 NOAC 혈장 농도를 30분 이내에 측정할 수 있다[225-227]. 응급상황을 대비하여 이러한 검사기를 항시 사용할 수 있도록 각 기관이 구비하도록 권장되고 있다.

국내 대부분의 의료기관에서 가능한 검사는 아니지만, 항-응고인자 Xa (Anti-FXa) 색소 검사 (chromogenic assay)를 통해 응고인자 Xa (FXa) 억제제 농도를 측정할 수 있다. 낮거나 높은 혈장 농도를 상당히 높은 실험실간 정밀도로 측정할 수 있다. 검사에서 Anti-FXa 활성도가 측정이 되지 않는 경우 임상적으로 의미 있는 약물 농도를 배제할 수 있다. 반대로 희석트롬빈시간 (diluted thrombin time [dTT]) 검사는 물론 에카린응고검사 (Ecarine clotting assay [ECA])는 다비가트란 농도와 직선의 상관관계를 보이므로 다비가트란 농도의 정량적 평가에 사용 가능하다.

적절한 측정방법을 사용하면 모든 NOAC의 혈장 농도를 측정할 수 있다. 임상 연구에서 High performance liquid chromatography/mass spectrometry를 사용하여 약제 농도를 측정하긴 하였으나, 다비가트란은 dTT/ECA 검사를 통해 그리고 FXa 억제제는 Anti-FXa 색소 검사를 통해 측정할 수 있다. 그러나 NOAC농도를 정량적으로 측정하려면 Anti-FXa 검사 또는 dTT를 측정하기 보다는 혈장 농도를 직접 측정하는 것을 추천한다. NOAC을 투약 중인 환자들의 예상 최고 및 최저 농도는 표 9에 기술되어 있다.

표 9. NOAC을 복용중인 환자에서 혈장 농도 및 응고 검사

	다비가트란	아픽사반	에독사반	리바록사반
심방세동 환자에서 NOAC의 예상 혈장 농도 (다비가트란은 dTT/EAC를, 응고인자 Xa 억제제는 항-응고인자 Xa 활성도를 기반으로 함)				
표준 용량에서 최고 혈장 농도의 예상 범위 (ng/mL)	64-443	69-321	91-321	184-343
표준 용량에서 최저 혈장 농도의 예상 범위 (ng/mL)	31-225	34-230	31-230	12-137
통상적인 응고 검사에 대한 NOAC의 예상 영향				
PT	↑	(↑)	↑(↑)	↑↑(↑)
aPTT	↑↑(↑)	(↑)	↑	↑
ACT	↑(↑)	↑	↑	↑
TT	↑↑↑↑	–	–	–

- 범위 값은 다비가트란, 리바록사반 및 아픽사반에 대해서는 5-95% 구간을, 에독사반에 대해서는 사분위 값을 의미한다.
- PT 값이 응고인자 Xa 억제제에 대해, 그리고 aPTT 값이 다비가트란에 대해 갖는 민감도는 시약의 영향을 받는다. 민감한 시약이 사용될 경우, 정상 aPTT 값은 다비가트란 치료를 받는 환자에서 치료 수준 이상의 농도를 배제할 수 있고, 정상 PT 값은 리바록사반 및 에독사반 치료를 받는 환자에서 (아픽사반은 예외) 치료 수준 이상의 농도를 배제할 수 있다. 현장에서 사용하는 INR 측정 장치는 비타민K 길항제 수치를 모니터 할 수 있으나 NOAC 복용 환자의 항응고 상태를 정확히 반영하지 못한다.
- ACT, activated clotting time (활성화응고시간); aPTT, activated partial thromboplastin time (활성화부분트롬보플라스틴시간); dTT, diluted thrombin time (희석트롬빈시간); ECA, ecarin clotting time (에카린응고검사); INR, international normalized ratio (국제표준화비율); PT, prothrombin time (프로트롬빈시간).

NOAC을 투약 중인 환자에서 응고 검사를 할 때에는 NOAC 복용 시점과 채혈 시점을 아는 것이 중요하다. 응고 검사에서 NOAC의 최고 효과가 나타나는 시점은 대략 약을 복용한 지 (1-)2-3시간 뒤이다.

중요한 점은, NOAC은 통상적인 응고 검사 (PT 및 aPTT)에 영향을 주고 좀 더 특수한 검사 (예를 들면 루프스 항응고 검사 및 응고인자)에도 영향을 줄 수 있다는 점이다.

12.1. 특정 고려 사항

12.1.1. 다비가트란

aPTT는 다비가트란의 혈중 농도 및 항응고 효과를 정성적으로 평가할 수 있는 지표이다. 다비가트란 농도와 aPTT는 곡선 관계를 보여준다[228]. aPTT가 정상 범위라고 하더라도 다비가트란의 농도는 치료 범위에 있을 가능성을 배제하지는 못하는 반면, 민감한 분석 방법을 사용하면 치료 범위에 있을 가능성을 배제할 수 있다.

다비가트란은 치료 범위에서도 PT 및 INR에 미치는 영향이 미미하므로 PT와 INR은 다비가트란의 항응고 효과를 측정하기 위한 용도로는 적합하지 않다[228,229].

트롬빈시간 (TT)은 다비가트란에 대해 매우 민감하여 정상 TT일 경우 매우 낮은 농도의 다비가트란도 배제할 수 있다. 그렇지만 TT는 임상적 사용 범주의 다비가트란 혈장 농도를 정량적으로 측정하기에는 적합하지 않다. 반면, dTT와 ECA는 임상적으로 유의한 범주의 다비가트란 농도를 측정하는데 활용할 수 있다.

12.1.2. FXa 억제제 (리바록사반, 아픽사반 및 에독사반)

여러 FXa 억제제들은 PT와 aPTT에 다양한 영향을 미칠 수 있다. aPTT는 FXa 억제효과를 측정하는데 사용할 수 없는데 이는 aPTT 연장 효과가 제한되어 있고, 평가결과 변이가 크며, 저 농도에서 역설적으로 높은 결과가 보이기도 하기 때문이다[230]. FXa 억제제들은 농도에 비례하여 PT가 연장되긴 하나, 측정 방법과 FXa 억제제의 종류에 영향을 받는다. PT는 특이적이지 않고 다른 많은 요인들에 영향을 받을 수 있다 (예, 간기능장애, 비타민 K 결핍 등)[230]. 아픽사반의 경우 항응고 효과 평가에 PT를 사용할 수 없다. 리바록사반 및 에독사반도 어느 정도는 PT 측정을 통해 정량적인 정보를 얻을 수 있으나, PT 측정 시약에 따라 민감도가 중대하게 다를 수 있고, FXa 억제 효과 측정에 민감하지 않을 수도 있다[227]. 따라서 도입된 PT 측정 시약의 FXa 억제제에 대한 민감도 평가가 강력히 추천된다.

중요한 것은 PT를 INR로 변환하더라도 변이를 교정할 수 없을 뿐 아니라 오히려 변이성을 더 키울 수 있다는 점이다. INR은 FXa 억제 효과 측정에 신뢰할 만한 검사가 아니다. 게다가, NOAC에서 와파린으로 전환 시 NOAC에 의한 PT/INR 연장은 오해의 소지가 있다. 따라서, 약제 전환은 약동학적 기준에 맞추어 진행해야 한다.

12.2. NOAC의 다른 응고 검사에 대한 효과

NOAC은 혈전 성향 검사 및 응고인자 측정에 영향을 주게 된다. 따라서, 응고 관련 지표들을 정확히 측정하기 위해서는 NOAC을 마지막으로 복용한 후 최소 24시간 이후에 검사를 시행할 것을 추천한다. 루프스 항응고인자 측정의 경우 더 긴 시간이 지난 후 (≥48시간) 측정해야 한다.

ACT 검사는 고농도의 헤파린이 투여 되었거나, aPTT 검사가 너무 민감할 때 (예, 관동맥 우회 수술, 관동맥 중재술, 도자 절제술 등) point-of-care 검사로 사용될 수 있다. 이 검사는 전혈을 이용하며 접촉 활성화를 기반으로 측정한다. 다비가트란은 aPTT와 유사하게 ACT를 곡선 형태로 증가시킨다[228]. 임상에서 다비가트란의 항응고 효과를 ACT로 측정하는 연구는 진행된 바 없다. 아픽사반, 에독사반 및 리바록사반과 ACT 수치 사이에는 작은 용량 의존적 효과가 존재한다[231,232]. NOAC으로 치료받던 환자들이 중재술을 받을 때 헤파린 농도 조절을 위해 동일한 ACT 목표치를 이용하는 것은 합리적인 것으로 생각된다. 그러나, ACT는 표준화된 검사가 아니므로, ACT 목표치는 센터 검증이 필요하다. ACT는 FXa의 항응고 효과를 측정하는데 사용되어서는 안 된다.

13. NOAC의 혈청 농도 측정: 적응증과 주의할 점

NOAC은 혈액응고 모니터링이 필요하지 않다. 만약 현재 환자가 약제의 적응증에 따라 제대로 복용하고 있다면 혈액응고 지표의 변화에 따라 그 약제의 용량이나 투여 간격을 변경할 필요는 없다. 하지만, 약제 노출과 항응고효과에 대한 실험실적 평가는 특수한 상황뿐 아니라 응급 상황에서 임상의에게 도움을 줄 수 있다. 특별한 특성을 지닌 예외적인 환자들에게 장기적인 약제 사용에 대한 지침을 위한 실험실적인 모니터링이 고려될 수 있다. 하지만, 이 역시 확고한 임상 데이터가 없으며 혈액응고 분야의 전문가 지도감독 하에 이루어져야 한다.

13.1. 응급상황에서의 측정

출혈, 긴급한 시술들, 혹은 급성 뇌졸중 같은 응급 상황에서 정기적인 혈액응고 검사는 쉽게 행해질 수 있고, 최근의 약제 노출에 대한 정보를 임상의에게 빠르게 제공할 수 있다; 특수 응고 검사는 혈청 농도에 대한 정확한 평가를 제공할 수 있다.

심각한 출혈의 경우 혈액응고 검사는 임상의가 지혈을 유도하는데 도움을 줄 수 있다. 또한 연관된 출혈성 질환을 밝혀낼 수도 있다. 예외적으로 출혈의 위험성이 높은 계획된 수술뿐 아니라 긴급 수술인 경우에도 혈액응고 검사는 임상의가 수술 시기를 정하는 데 도움을 줄 수 있다.

약제 노출에 대한 정보는 특히나 혈전 용해 치료가 고려되는 급성 허혈성 뇌졸중 환자에게서 치료 방침을 결정하는 데 도움을 제시할 수 있다. 항응고작용에 대한 평가가 유용한 다른 응급 상황으로는 과다복용이나 중독이 의심되는 경우이다.

13.2. 계획된 시술 전 측정

일반적으로 계획된 시술 전에 항응고효과를 정기적으로 측정하는 것은 권고되지 않는다. 마지막 복용 시점을 모르거나 특별한 환자 특성 (약제 상호작용이 가능한 경우, 신기능 혹은 간기능의 변화)으로 인해 약제 배설에 대한 염려가 있는 경우, 특수응고 검사가 가능하다면 임상적으로 관련 있는 혈청 농도를 체크하는 것은 합리적이다[140]. 하지만, 아직까지 계획된 혹은 긴급 수술 시기를 정하는 데 가이드를 제시할 수 있는 혈액응고 검사의 기준에 대한 확고한 임상 결과를 보여주는 전향적 연구가 없는 실정이다[233].

13.3. 장기간 약제 노출 기간 중 모니터링

임상연구에서 약물 치료 중 예측되는 약제의 혈청 농도는 표 9에 기술되어 있다. 하지만 중요한 것은 실험실 혈액응고 지표들을 기준으로 예측한 농도보다 측정한 약제 농도가 높은 경우 약제를 감량하거나 반대로 예측한 농도보다 약제의 실제 농도가 낮은 경우에 용량을 증량해서 출혈이나 혈전색전증과 같은 합병증을 줄일 수 있는지에 대한 연구는 아직 없다는 것이다. 그러므로 정기적인 혈청 농도를 측정하거나 그것을 바탕으로 용량을 조절하는 것은 일반적으로 추천되지 않는다. 투여된 NOAC의 약물 역동학적 특성에 영향을 주는 여러 요인들을 (예들 들어 매우 비만한 경우; 암 치료를 받고 있는 조절되지 않은 암환자들; 확립되지 않은 약물 역동학적 작용을 지닌 항암 치료 등) 가진 환자들에게 합리적인 전략은 최고 농도 혹은 최저 농도에서 채취된 혈액 샘플에 대한 각기 다른 치료 범위를 고려해서 '치료 농도' 범위의 혈청 농도를 검증하는 것이다. 하지만, 이러한 것들은 환자의 치료뿐 아니라 이러한 분석들의 수행과 해석에서 충분한 경험을 지닌 혈액응고 전문가를 통해서 이뤄져야 한다. 그렇지 않다면, 특별한 경우에 따라 와파린으로 전환하는 것이 선택이 될 수 있겠다.

13.4. 과체중 혹은 저 체중 환자들

극단적인 체중 (예를 들어 50 kg 미만, 120 kg 초과)을 가진 환자들은 임상 연구에서 NOAC의 효과가 충분히 검증되지 않았고, 이러한 환자들에게 NOAC의 사용은 문제가 될 수도 있다. 만약 NOAC 치료가 이러한 환자에게서 선택이 되면, 혈청 최저 농도의 평가를 고려해야 한다.

14. 관상동맥질환이 동반된 심방세동 환자

관상동맥질환과 심방세동이 같이 있는 경우는 항혈소판약제와 경구용 항응고제 (NOAC 혹은 와파린)를 사용해야 하는 복잡한 임상 상황으로 높은 유병률과 사망률이 관련된다[234,235]. 경구용 항응고제에 아스피린 또는 $P2Y_{12}$ 억제제를 추가하는 것을 '2제 요법'으로 정의하고, 아스피린과 $P2Y_{12}$ 억제제를 모두 추가하는 것을 '3제 요법'으로 정의한다. 경구용 항응고제에 아스피린이나 $P2Y_{12}$ 억제제와 같은 항혈소판약제를 추가하는 것은 불가피하게 출혈의 위험성을 증가시키므로[143,144,236,237] 장기간의 3제 요법은 피해야 한다[238-240].

아스피린과 $P2Y_{12}$ 억제제 동시 투약은 스텐트 혈전증을 예방하기 위해 필요하나[241] 뇌줄중 예방에는 충분하지 않으며, 반대로 항응고제는 뇌졸중 예방에 필요하나 새로운 관상동맥 사건을 예방하기에는 적당하지 않다[116]. 최근 심방세동[116], ST 분절 상승 심근경색[242], 항혈소판약제 사용[243]의 유럽학회 지침에 따르면 급성 심장 사건 또는 경피적 관상동맥 스텐트 삽입술을 한 이후 12개월까지 경구용 항응고제에 적어도 하나 이상의 항혈소판약제 추가할 것을 권고되고 있다.

지금까지 경피적 관상동맥 시술 후 경구용 항응고제의 사용에 대한 전향적 연구들은 많지 않다. 최근 무작위 임상 연구들 예를 들어 WOEST (What is the Optimal antiplatelet and anti- coagulant therapy in patients with oral anticoagulation and coronary stenting), PIONEER AF-PCI (Open-Label, Randomized, Controlled, Multicenter Study Exploring Two Treatment Strategies of Rivaroxaban and a Dose-Adjusted Oral Vitamin K Antagonist Treatment Strategy in Subjects with Atrial Fibrillation who Undergo Percutaneous Coronary Intervention), RE-DUAL PCI (Randomized Evaluation of Dual

Antithrombotic Therapy with Dabigatran versus Triple Therapy with Warfarin in Patients with Nonvalvular Atrial Fibrillation Undergoing Percutaneous Coronary Intervention)에서 경피적 관상동맥 시술 후 3제 요법 (경구용 항응고제, 아스피린, $P2Y_{12}$ 억제제)에 비하여 2제 요법(아스피린 또는 $P2Y_{12}$ 억제제와 경구용 항응고제)으로 치료한 심방세동 환자들에서 출혈의 위험성이 50% 정도 감소하였다[244]. 또한 진행 중인 2개의 연구인 AUGUSTUS (Apixaban Versus Vitamin K Antagonist in Patients With Atrial Fibrillation and Acute Coronary Syndrome and/or Percutaneous Coronary Intervention)와 ENTRUST-AF PCI (Evaluation of the Safety and Efficacy of an Edoxaban-Based Compared to a Vitamin K Antagonist-Based Antithrombotic Regimen in Subjects With Atrial Fibrillation Following Successful Percutaneous Coronary Intervention With Stent Placement)[245]에서 3제 요법을 어떻게 얼마나 오래 사용할 것인지에 더 많은 정보를 제공할 것으로 기대한다.

지침에 따르면 경구용 항응고제를 사용중인 심방세동 환자에서 경피적 관상동맥 시술을 하는 경우 계획된 또는 응급 경피적 관상동맥 시술 동안 와파린을 유지하도록 권고하고 있으나, NOAC의 경우는 예정된 시술이나 조기 관상동맥 조영술의 시행이 예상되는 비-ST 분절 상승 관상동맥 증후군에서는 잠시 중단한다. 반면 비침습적으로 치료하는 급성 관상동맥 증후군 환자에서는 지속되어야 한다. NOAC 사용 중에 경피적 관상동맥 시술 시행할 때는 와파린을 사용하는 경우와 여러 가지 이유로 다르다. 마지막 복용 시기와 복용력을 확인해야 하며, 항응고 정도의 불확실성, 시술 중 추가적인 항응고제 사용의 불확실성, 신기능의 다양성 등을 고려해야 한다. 2016년 유럽 학회 심방세동 지침은 3제 요법을 위한 ticagrelor 또는 prasugrel의 사용을 권장되지 않고 있다 (class III, level of evidence C). 그러나 NOAC과 ticagrelor 또는 prasugrel의 2제 요법과 NOAC과 아스피린, clopidogrel의 3제 요법에 대해서는 언급이 없었다[116,243]. 이는 혈전 고위험성, 급성 관상동맥 증후군, 이전의 스텐트 혈전증의 특수한 상황에서는 NOAC과 새로운 $P2Y_{12}$ 억제제들 중 하나와 사용할 수 있는 기회를 남겨 두었다. RE-DUAL PCI 연구에서 ticagrelor는 2제 요법의 경우 안전하며 효과적이었다. 반면에 새로운 $P2Y_{12}$ 억제제를 포함한 3제 요법은 경피적 관상동맥 시술 첫날을 제외하고는 권장하지 않고 있다.

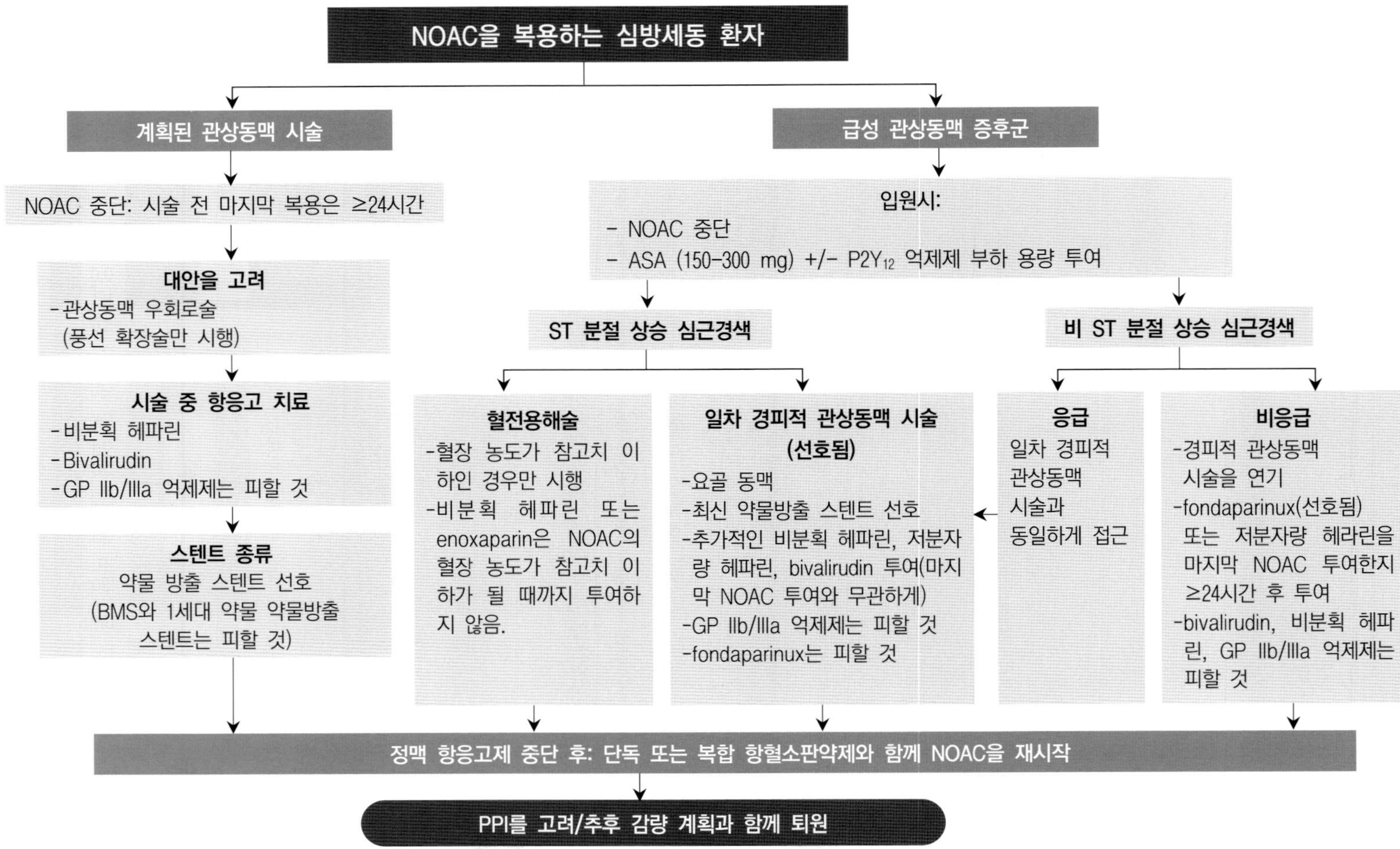

그림 10. NOAC을 복용중인 환자에서 계획된 경피적 관상동맥 시술 또는 급성 관상동맥 증후군의 경우 조치

입원 중 치료는 그림 10에서 설명하고 있다. 안정형 협심증 환자에서 계획된 관상동맥 시술을 하는 경우에는 시술 후 2제 또는 3제요법의 기간을 짧게 하기 위해 약물 방출 스텐트가 선호된다. 풍선 확장술만 하거나 관상동맥 우회로술은 장기간의 2제 또는 3제요법의 필요성이 줄어들기 때문에 장기적인 항응고제 사용이 필요한 환자에서 치료 전략이 될 수 있다. 계획된 경피적 관상동맥 시술 후 NOAC을 와파린으로 바꿀 이유는 없으며 NOAC을 다시 시작하는 것과 비교할때 출혈과 혈전색전증의 위험성을 증가시킬 수 있다. NOAC은 시술 전에 중지되어야 하며 시술은 적어도 마지막 복용 후 12-24시간에 시행되어야 한다. 시술 중 항응고제는 사용되어야 하는데 저분자량 헤파린보다는 비 분획 헤파린 (70IU/Kg) 이 선호된다[246].

급성 관상동맥 증후군 환자의 경우에는 금기증이 없다면 NOAC을 복용중인 모든 환자는 $P2Y_{12}$ 억제제와 아스피린 (150-300 mg 추가 용량)을 복용해야 한다. 새로운 $P2Y_{12}$ 억제제는 불안정형 환자에서 최대 항혈전 효과에 이르는 데 시간이 걸리므로 아스피린 없는 $P2Y_{12}$ 억제는 급성 상황에서는 권고되지 않는다. ST 분절 상승 심근경색 환자의 경우에는 요골동맥을 통한 일차 경피적 관상동맥 시술이 혈전용해제 보다 강력히 권고된다. 마지막 NOAC의 복용 시간에 관계없이 추가적인 정맥용 항응고제 사용이 권고된다[247]. 긴급한 상황이 아니라면 glycoprotein IIb/IIIa 억제제 사용은 피해야 한다. 혈전용해제가 유일한 혈류 개통 치료인 경우에도 NOAC의 효과가 감소된 후 (마지막 복용 후 12시간 이상 경과)에 사용할 수 있으며 이 경우 추가적인 비분획 헤파린이나 저 분자량 헤파린 (enoxaparin)은 사용해서는 안 된다. 비-ST 분절 상승 심근경색 환자에서는 NOAC을 중지하고 이 효과가 감소되기를 기다려야 하며 (마지막 복용 후 12시간 이상 경과) fondaparinux 또는 enoxaparin 은 투약할 수 있다. 추가적인 glycoprotein IIb/IIIa 억제제 사용은 피하고 비분획 헤파린은 위급상황에서만 권고된다(Class IIb C)[248]. 출혈 위험성을 줄이기 위해 요골동맥을 통한 접근이 선호된다[247].

시술 후 안정된 환자에서 정맥용 항응고제가 중지된 후 경구용 항응고제는 즉시 다시 사용되어야 한다. 특히 와파린으로의 교체는 이전에 사용한 적이 없어 적절한 용량을 모르는 경우는 출혈과 혈전색전증의 위험성을 증가시킬 수 있으므로 권고되지 않고 있다. 관상동맥 우회로술을 시행 받은 심방세동 환자도 똑같이 적용된다. NOAC과 항혈소판약제의 초기 복합 요법뿐만 아니라 지속적인 아스피린 또는 $P2Y_{12}$ 억제제의 사용은 허혈과 출혈의 위험성에 따라 주의 깊게 접근해야 한다(그림 11). PIONEER AF-PCI 와 RE-DUAL PCI[141] 연구에서 보면 3제 요법은 가능한 짧게 유지해야 하며 급성기 후 1주일 이내에 NOAC과 $P2Y_{12}$ 억제제의 2제 요법으로 사용하는 것이 선택할 수 있는 대안이다. 시술 후 1년 동안 NOAC 또는 와파린과 하나 또는 두 가지의 항혈소판약제의 복합 사용은 출혈의 위험성을 증가시킨다[141,143,234,236,249,250]. CHA_2DS_2-VASc와 GRACE 측도를 이용하여 뇌졸중과 허혈의 위험성을 판단해야 하며[243], 출혈 위험성을 평가하여 교정할 수 있는 출혈 위험인자를 줄이는 노력을 해야 한다[116].

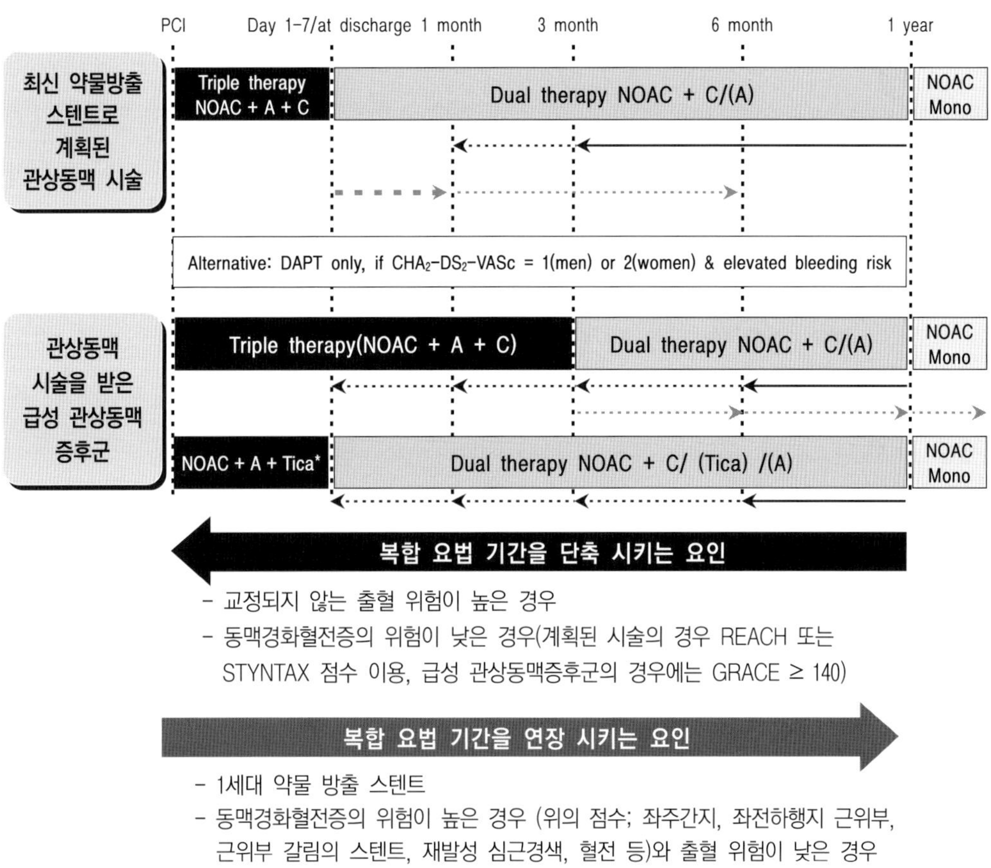

그림 11. 경피적 관상동맥 시술 또는 급성 관상 동맥 증후군 이후의 장기적인 NOAC 사용

장기간의 치료를 위한 많은 복합 요법들 중에 3제 요법 또는 2제 요법의 기간을 단축시키기 위한 의사의 선택이 필요하다. PPI는 항혈소판약제와 항응고제의 복합 요법 특히 3제 요법을 하는 환자에게 권고 되어야 한다. 급성 관상동맥 증후군과 같은 허혈성 고위험군 환자에서 3제 요법은 1개월에서 최대 6개월까지 사용하도록 권고되고 있으므로 그 후 1년까지는 2제 요법 (NOAC과 아스피린 또는 클로피도그렐)으로 바꾸어 사용해야 한다[243]. 경피적 관상동맥 시술 후 6 개월 이상 3제요법을 사용하는 것은 권고되지 않으며 더 짧게 사용해도 충분하다. 3제 요법의 기간을 단축하고 조기에 2제 요법으로 바꾸는 요인은 동맥경화혈전증의 위험이 낮고, 출혈 위험성이 높은 경우이다. 반대로 시술 또는 구조적 요인으로 인해 더 장기적인 3제요법을 시행할 수도 있다.

뇌졸중 위험이 적고 (남성에서 CHA_2DS_2-VASc 0–1 또는 여성에서 CHA_2DS_2-VASc 1–2인 급성 관상동맥 증후군) 출혈 위험성이 높은 환자를 대상으로 진행된 소규모 연구에서 처음부터 항응고제 없이 항 혈소판 2제 요법으로만 치료를 시작할 수 있었다[241]. 시술 1년 후의 만성 관상동맥질환 환자에서는 2016년 심방세동에 대한 유럽학회 지침에서 항혈소판약제를 모두 중지하도록 권고하고 있으며, 단지 관상동맥 사건의 위험성이 아주 높은 경우에서만 항응고제와 하나의 항혈소판약제를 복합하여 사용하도록 권고하고 있다[116,243]. 안정형 협심증의 경우 경피적 관상동맥 시술 후 허혈의 위험성의 낮고, 출혈의 위험성이 높은 경우에 조기에 (6개월) NOAC 단독으로 교체할 수 있다.

급성 관상동맥 증후군 후 1년 이내에 새로 발견된 심방세동 환자는 항응고제를 사용하여 혈전색전증을 예방해야 하는 적응증이 되며 항응고제는 즉시 시작되어야 하고 2제 요법을 지속하는 경우 증가되는 출혈의 위험성을 고려해야 한다. 급성 관상동맥 증후군 후 1년 후에 발생한 심방세동 환자는 CHA_2DS_2-VASc 점수에 따라 항응고제를 복용해야 한다. 항응고제 단독이 아스피린 단독보다 더 효과적이며 항응고제와 아스피린 복합요법은 더 효과적이지 않으며 출혈 위험성을 증가시킨다는 연구에 따라서 안정형 협심증이 있는 심방세동 환자에서는 항혈소판약제 없이 항응고제 단독으로 사용해도 충분하다[243,251,252]. 심방세동 환자를 대상으로 진행된 4가지 NOAC의

3상 연구에서 약 1/3의 환자에서 관상동맥 질환이 있었고 15-20% 환자에서 이전에 심근경색 병력이 있었다[122,123,179,180]. 얼마나 많은 환자에서 얼마나 오랫동안 항혈소판약제를 복용했는지 명확하지 않았음에도 불구하고 이전의 심근경색 병력의 유무와 효과 또는 안전성과는 연관성이 보이지 않았다. 와파린 대비 NOAC의 장점은 관상동맥 질환이 동반된 심방세동 환자에서도 유지될 것으로 생각된다.

15. 적응증별 NOAC의 표준 용량

임상시험에서 증명된 NOAC의 좋은 효과를 기대하기 위하여 정확한 용량을 사용하는 것이 매우 중요하다. 네 가지의 NOAC들이 심방세동 외의 다른 적응증에서도 사용되고, 각각 용량조절기준이 다르기 때문에 정확한 용량이 혼동될 수 있다. 표 10에 현재 사용되는 NOAC의 적응증에 따른 용량 및 용량 조절 기준을 정리하였다.

표 10. 적응증별 NOAC의 표준 용량

심방세동의 뇌경색 예방		
	표준 용량	부가 설명/용량 감량 기준
아픽사반[179]	5 mg 하루 2회	2.5 mg 하루 2회: 다음 중 두 가지 이상에 해당할 때 (체중 60kg 이하, 나이 80세 이상, 혈청 크레아티닌 1.5 mg/dl 이상)
다비가트란[123]	150 mg 하루 2회/ 110 mg 하루 2회	용량감량기준 없음.
에독사반[353]	60 mg 하루 1회	30 mg 하루 1회: 체중 60kg 이하 또는 크레아티닌 청소율 50 mL/min 이하 또는 P-Gp 억제제를 병용할 때
리바록사반[180]	20 mg 하루 1회	15 mg 하루 1회: 크레아티닌 청소율 50 mL/min 이하

심부정맥 혈전증 및 폐색전증의 치료		
	초기 치료	이후 치료 기간
아픽사반[411]	10 mg 하루 2회. 일주일간	5 mg 하루 2회. 용량 감량 없음.
다비가트란[412]	헤파린/저분자량 헤파린	용량감량기준 없음.
에독사반[413]	헤파린/저분자량 헤파린	60 mg 하루 1회. 용량 감량 기준은 심방세동과 동일.
리바록사반[414,415]	15 mg 하루 2회, 21일간	20 mg 하루 1회. 용량 감량 없음.

심부정맥 혈전증 및 폐색전증에서 6개월 이후의 장기적 예방 치료		
	표준 용량	부가 설명/용량 감량 기준
아픽사반[416]	2.5 mg 하루 2회	
다비가트란[417]	150 mg 하루 2회	용량감량기준 없음.
에독사반	연구되지 않음.	
리바록사반[418]	10 mg 하루 1회.	

정형외과 수술 후 심부정맥 혈전증의 예방		
	표준 용량	부가 설명/용량 감량 기준
아픽사반[419]	2.5 mg 하루 2회	
다비가트란[420,421]	220 mg 하루 1회	
에독사반[422,423]	30 mg 하루 1회	아시아에서만 연구됨.
리바록사반[424-427]	10 mg 하루 1회	

심방세동 환자에서 경피적 관상동맥 중재술 후 뇌경색의 예방		
	표준 용량	부가 설명/용량 감량 기준
아픽사반	AUGUSTUS 연구 진행 중	
다비가트란[428]	150 또는 110 mg 하루 2회	클로피도그렐 또는 티카그렐러 병용. 용량 감량 기준 없음.
에독사반	ENTRUST-AF PCI 연구 진행 중	
리바록사반[429]	15 mg 하루 1회	클로피도그렐 병용 10 mg 하루 1회: 크레아티닌 청소율 30-49 mL/min

급성 관동맥 증후군 환자에서 심혈관 사건의 이차 예방 (심방세동 없는 환자)		
	표준 용량	부가 설명/용량 감량 기준
리바록사반[144]	2.5 mg 하루 2회	아스피린 ± P2Y12 억제제와 병용

안정형 관상동맥 질환 환자에서 심혈관 사건의 이차 예방 (심방세동 없는 환자)		
	표준 용량	부가 설명/용량 감량 기준
리바록사반[430]	2.5 mg 하루 2회	아스피린 병용

16. NOAC을 사용하는 환자에서의 심율동 전환

2016년 유럽 및 2014년 미국 심방세동 치료 지침에 따르면 심방세동의 지속기간이 48시간 이상이거나 분명하지 않을 때에는 심율동 전환 전 최소한 3주 이상의 경구용 항응고제를 사용하거나 경식도 초음파를 시행하여 좌심방이 내의 혈전 유무를 확인할 필요가 있다. 심율동 전환 이후에는 CHA_2DS_2-VASc 점수에 관계없이 추가적인 4주의 지속적인 항응고제 사용이 필요하다[253,254]. 심율동 전환을 고려할 때 몇 가지 상황에 따라 구분이 필요한데 지속적으로 NOAC을 복용하던 환자에서의 전기적 심율동 전환, 새로이 나타난 심방세동에 대한 즉각적인 심율동 전환, 항응고제를 복용하지 않고 있던 환자에서 새로이 진단된 심방세동에 대한 심율동 전환이 있다 (그림 12).

16.1. NOAC을 3주 이상 복용하던 환자에서의 심율동 전환

다비가트란을 사용한 RE-LY, 리바록사반을 사용한 ROCKET-AF, 아픽사반을 사용한 ARISTOTLE 연구를 분석해보면 NOAC을 복용한 환자에서 전기적 심율동 전환은 와파린을 복용한 환자와 비슷하게 혈전 색전의 위험이 매우 낮았다[255-257]. 이후에 리바록사반 (X-VeRT, Explore the efficacy and safety of once- daily oral rivaroxaban for the prevention of cardiovascular events in patients with non- valvular atrial fibrillation scheduled for cardioversion), 에독사반 (ENSURE-AF, Edoxaban versus warfarin in subjects undergoing cardioversion of Atrial Fibrillation) 및 아픽사반 (EMANATE, Eliquis evaluated in acute cardioversion compared to usual treatments for anticoagulation in subjects with NVAF)을 사용한 전향적인 연구들에서[258-260] NOAC을 3주 이상 사용하였을 때 심율동 전환 이후의 뇌졸중 발생이 와파린과 비교하여 매우 낮음을 확인

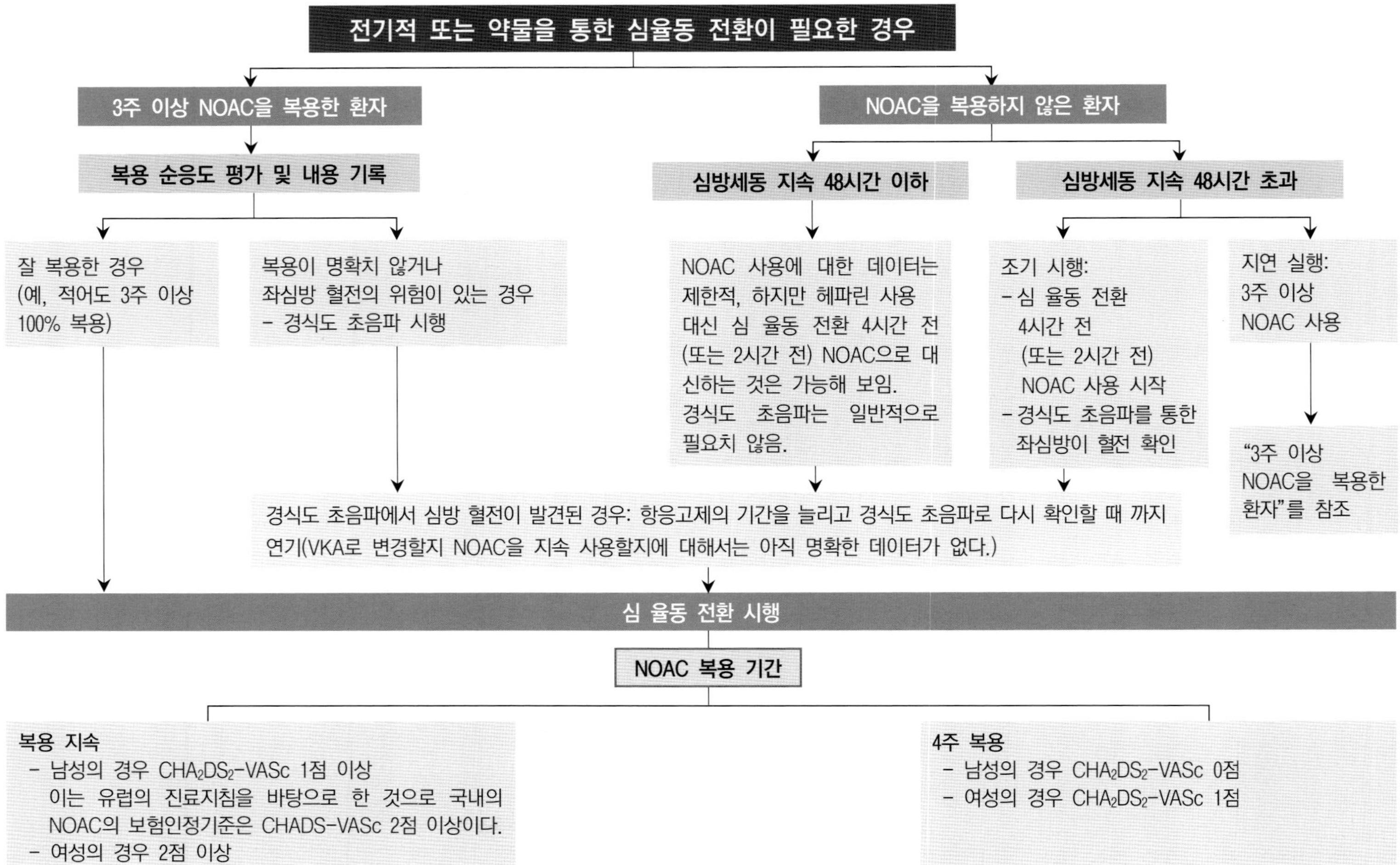

그림 12. NOAC을 활용한 심방세동 환자에서의 심율동 전환 방법

하였다. 이러한 연구들을 종합해볼 때 통계적으로 비열등성을 증명할 수 있을 만큼 충분한 환자를 포함하지는 않았지만 만약 심율동 전환 전 3주 동안의 NOAC 사용이 적절하게 이루어진다면 경식도 초음파 없이 안전하게 심율동 전환을 할 수 있다는 것을 시사한다[253]. 하지만 지난 3주 동안 효과적으로 NOAC의 사용이 이루어졌는지에 대한 정보를 알 수 있는 응고 검사가 없기 때문에 시술 전 환자의 복용 순응도를 확인하고 이에 대한 기록이 필요하다. 만약 NOAC의 복용 순응도가 불확실하다면 심율동 전환 전 경식도 초음파를 시행하여야 한다. 중요한 점은 오랜 기간 적절하게 항응고제 (와파린 또는 NOAC)를 사용하더라도 좌심방이에 혈전이 형성될 수 있으므로 시술 전 경식도 초음파 시행할 지는 임상의의 결정에 따라야 하겠다. 이러한 결정에 참고할 내용으로 $CHADS_2$ 또는 CHA_2DS_2-VASc 점수가 있다. 항응고제를 사용하던 환자에서 심방세동에 대한 고주파 도자 절제술 시행 전 경식도 초음파를 시행해보면 1.6%-2.1%의 환자에서 좌심방에서 혈전이나 찌꺼기 (sludge)가 관찰되었으며 혈전 발생의 위험은 $CHADS_2$ 점수와 연관되었다 ($CHADS_2$ 점수가 0-1점일 경우 0.3% 이하, $CHADS_2$ 점수가 2점 이상일 경우 0.5%)[261-263].

16.2. NOAC을 복용하지 않은 환자에서 발생 48시간 이상인 심방세동의 심율동 전환

리바록사반, 에독사반 및 아픽사반을 사용한 X-VeRT[258], ENSURE-AF[259] 및 EMANATE 연구[260]에서는 항응고제를 사용하지 않았던 환자를 각각 57%, 27% 및 100%를 포함하였기 때문에 이를 통해 중요한 정보를 얻을 수 있다. 심율동 전환 방법은 경식도 초음파를 사용하여 조기 시행 하는 방법과 경식도 초음파 없이 항응고제를 3-8주 동안 사용하고 지연 시행한 방법이 있었다. 항응고제를 사용하지 않았던 환자의 경우에서 통계적으로 유의하지는 않았지만 혈전색전증의 발생 빈도가 다소 높은 경향을 보였다. 전반적으로 NOAC군과 비타민 K 길항제를 사용한 군 간에 허혈이나 출혈의 사건 발생 빈도에는 차이가 없었다. 단, 아픽사반을 사용한 군에서는 허혈 사건의 발생이 적었다. 또한 조기 또는 지연 시행한 군 간에도 차이가 없었다. EMANATE 연구에서는 약 절반에서 아픽사반을 시작용량으로 10 mg를 투여하였는데 (이후 5 mg

하루 2회) 이 환자들에서 출혈 경향이 더 높아지지는 않았다. 시작 용량으로 아픽사반을 10 mg으로 투여하는 것은 현재는 공식적인 복용 방법이 아니지만 추후 변경될 수도 있다. 종합해 보면 심율동 전환 시 적어도 4시간 이상 전 (아픽사반의 경우 부하용량으로 2시간 이상 전) NOAC을 적어도 한번 사용하고 경식도 초음파로 확인 후에 시행하는 것은 안전하고 효과적인 것으로 보인다. 대안으로 만약 혈전 색전의 고위험이 아니거나 복용 순응도가 낮지 않다면 적어도 3주 이상 NOAC을 사용한 후 경식도 초음파 없이 심율동 전환을 시도하는 방법이 있다.

16.3. NOAC을 복용하지 않은 환자에서 발생 48시간 이하인 심방세동의 심율동 전환

최근에 발생한 심방세동의 지속시간이 48시간 이하인 환자에 있어서도 항응고제를 복용하지 않은 군에 비해 사용한 군에서 혈전색전의 발생 빈도가 낮았다. 이는 특히 CHA_2DS_2-VASc가 2점 이상이고 심방세동의 지속시간이 12시간 이상인 경우에서 두드러졌다[264,265]. X-VeRT나 ENSURE AF에서는 48시간 이하로 지속된 심방세동 환자에서 현재 관행인 저분자량 헤파린을 한번 사용한 뒤 심율동 전환 후 4주 이상 항응고제를 유지하는 방법처럼 심율동 전환 전 적어도 한번의 NOAC 복용이 적절할 지에 대한 내용은 없다. EMANATE 연구에서는 이러한 환자 군이 포함되어 있으나 이에 대한 하위 분석은 아직 보고 되지 않았다.

이에 대한 자료가 부족한 상황에서 헤파린/저분자량 헤파린을 사용하는 현재 관행을 따르는 것이 신중한 방법일 수도 있다. 48시간 이상 지속된 심방세동 환자에서 NOAC의 사용이 일관되게 효과적이며 안전하고 NOAC과 저분자량 헤파린의 약동학적 특성이 유사하다는 점을 감안하면 저분자량 헤파린을 대신하여 4시간 전 (또는 2시간 전)에 NOAC을 한번 복용하고 심율동 전환을 시행하는 것은 근거가 있다. 하지만, CHA_2DS_2-VASc가 4점 이상이거나 심방세동 발생 시기가 불분명하다면 경식도 초음파를 사용하여 확인하거나 심율동 전환 최소 3주전부터 항응고제를 사용하는 지연 시행 방법이 권유된다. 잊지 말아야 할 것은 48시간 이하와 이상만으로 구분할 것이 아니라 48시간보다 더 짧은 기간 지속하였던 심방세동도 뇌졸중 발생위험이 있다는 것이다. 예를 들어 12시간 미만보다는 12-48시간 지속했던 심방세동에서 위험이 더 높다[266].

16.4. 심율동 전환 후 항응고제 복용 기간

지속적인 복용 여부는 환자 개개인의 CHA_2DS_2-VASc 점수에 따라 결정된다. 2점 이상인 남성과 3점 이상인 여성은 심율동 전환의 성공 유무에 관계없이 지속적인 항응고제 사용이 필요하다[17]. 이는 폐색전증, 패혈증 또는 주요 수술 등 유발 요인을 가지고 있는 심방세동의 경우에도 마찬가지이다. 48시간 이상 지속된 심방세동의 경우 CHA_2DS_2-VASc 점수가 낮다면 (남자 0점, 여자 1점) 심율동 전환 뒤 4주 동안 복용이 필요하다. 반면에 심방세동이 12시간 미만처럼 더 짧은 경우 얼마나 항응고 요법을 지속해야 하는지는 아직 명확하지 않다. 왜냐하면 심율동 전환 시행에 관계없이 심방세동은 수시간 또는 수일 동안 심방의 기능에 지장을 주기 때문이다[266].

16.5. 좌심방이 혈전이 발견된 환자의 조치

경식도 초음파에서 좌심방이 혈전이 발견되면 심율동 전환을 시행해서는 안 된다. 관찰 연구 및 전향적 연구 결과에서는 NOAC과 비타민 K 길항제로 치료 받은 환자에서 혈전 발생 빈도는 차이가 없었다[23,258,267,268]. 아직 각각의 항응고제로 어떻게 좌심방이의 혈전을 치료하는 것이 최선인 지에 대한 연구 자료는 없다. 이전의 표준 치료는 비타민 K 길항제를 사용하여 혈전이 사라질 때까지 International Normalized Ratio (INR)을 엄밀히 조절하는 방법이었다. 최근 전향적인 X-TRA 연구에서는[269] 리바록사반 20 mg 하루 1회를 사용한 표준 치료를 통하여 41.5% (53명의 환자 중 22명)에서 혈전이 치료되었고 이는 헤파린/비타민 K 길항제으로 치료하여 62.5% (96명중 60명)에서 혈전이 치료되었던 후향적 연구인 CLOT-AF registry의 결과와 유사하였다[269]. 이는 EMANATE 연구에서도 아픽사반을 사용한 경우 52% (23명중 12명)으로 유사하였다[260]. 다비가트란을 사용한 RELATED AF 연구는 현재 진행 중이다. 종합해보면 이러한 연구 결과들은 좌심방이 혈전의 치료를 위해 NOAC을 사용할 수 있다는 것을 시사하며 현재 이에 대한 자료는 리바록사반과 아픽사반의 경우에 있어서 유용하다. 특히 와파린의 사용이 어렵거나 적절하게 INR의 조절이 힘든 환자에서 선택할 수 있겠다.

17. NOAC 복용 중 급성 뇌졸중이 발생한 심방세동 환자

현재까지 잘 고안된 임상연구 결과를 보면, 심방세동 환자에서 항응고 요법에도 불구하고 연간 1-2%에서 허혈성 뇌졸중이 발생하는 것으로 보고하고 있다. 이렇게 NOAC 치료 중인 심방세동 환자에서 뇌졸중이 발생하는 경우, 약물 복용에 대한 순응도 평가가 필요하다. 입원 당시 복용 중인 항응고제의 혈장 약물 농도 측정은 2차 뇌졸중 발생 예방을 최적화 하는데 도움이 될 수도 있다[270]. 더불어, 심방세동에 의한 혈전색전증 이외의 뇌졸중 발생에 관련된 다른 원인이 있는지 평가되어야 한다.

17.1. NOAC 치료 중인 심방세동 환자에서의 급성기 뇌졸중 관리

17.1.1. 급성 허혈성 뇌졸중 환자

급성 허혈성 뇌졸중 환자인 경우에는 현행 치료 치침에 따르면, 뇌졸중 증상 발현 4.5시간 이내에 재조합 조직 플라스미노겐 활성인자 (rt-PA)투여에 의한 혈전용해요법이 허가되어 있으나, 항응고제를 복용 중인 환자 (비타민 K 길항제 복용 중인 환자는 INR ≥ 1.7인 경우)에서는 투여해서는 안 된다 (그림 13)[271]. NOAC의 경우 혈전용해요법은 NOAC의 반감기 때문에, 마지막 약물 투여 후 24시간 이내 에는 진행할 수 없으며, 신기능 저하 환자, 고령 환자 또는 다른 상황들에서 반감기가 길어질 수 있다는 것을 고려해야 한다. 다비가트란의 경우에는 역전 작용을 나타내는 약물인 이다루시주맙 사용이 가능하다. 이전 증례 보고들에 따르면, 역전 가능여부 및 응고 상태 평가 후 중등도-중증의 뇌졸중 발생 후 4.5시간 이내의 정맥 내 혈전용해요법은 가능하고 안전할 것으로 보인다[272,273]. 현재까지는 이러한 치료 방식의 효과와 안전성을 확인한 무작위 배정 연구가 없기 때문에, 이러한 치료 방식의 기대효과와 위험도를 균형 있게 판단하는 것이 중요하다. 향후 안넥사네트 알파의 임상 투여가 허가되면, Xa 억제제를 투여 받았던 환자에 대해 안넥사네트 알파의 역전 치료의 효과 및 안전성에 대한 연구가 필요하다.

발표된 증례 보고들에 따르면, NOAC의 혈장 약물 농도가 낮은 환자에서는 재조합 조직 플라스미노겐 활성인자 투여가 안전하다고 보고하고 있다[274,275]. 최근까지 많은 발전에도 불구하고, 개별 NOAC에 대한 신뢰성 있고 민감하며 빠른 혈중 농도 검사

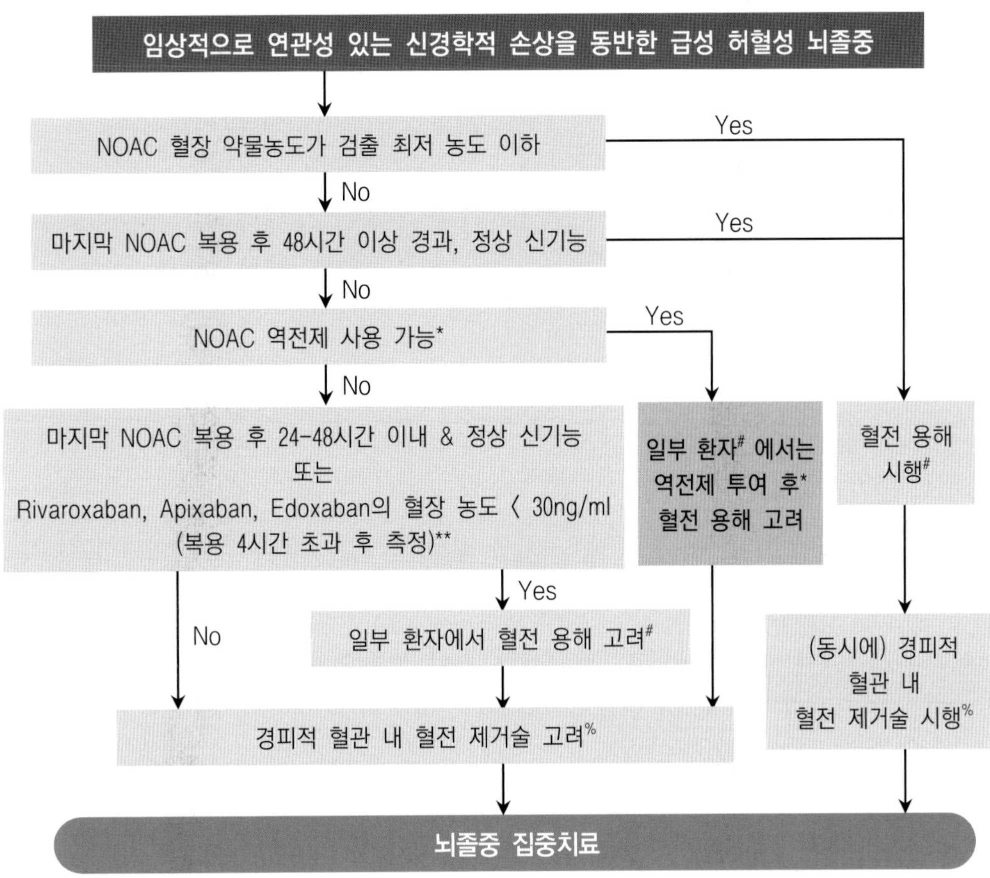

*뇌졸중의 재발 위험이 큰 경우는 기간을 단축
#아직 입증된 근거는 없음
%혈관의 폐색이 발견되거나 적응증에 해당하고 시행이 용이할 때

그림 13. NOAC을 복용중인 환자에서 급성 허혈성 뇌졸중이 발생한 경우 급성기 치료

는 아직까지 대부분 가능하지 않다[276-278]. 그러나, NOAC (리바록사반, 아픽사반, 에독사반)에 특이적 혈액응고 평가 (마지막 약물 투여 후 4시간 이상 지난 후 측정)에서 약물농도가 30 ng/mL 미만인 경우 일부 환자에게 재조합 조직 플라스미노겐 활성인자의 정맥 내 투여가 고려될 수 있는데, 이 치료 지침은 전문가의 합의만을 토대로 정해진 것이다[279]. 임상 연구에서 이 치료 방식의 효과와 안전성을 더 평가해야 하기 때문에 응급 상황에서는 사용이 용이한 검사를 실시할 것을 권장한다. 반면 항응고제 상태에 대한 불확실성이 있는 상황 (실어증이 있는 경우, 마지막 NOAC 복용 시간을 모르는 경우, 혈장 약물 농도의 빠른 검사가 불가능한 경우)에서는 절대로 혈전 용해요법이 권장되지 않는다.

내경동맥 원위부 또는 근위부 중간대뇌동맥의 폐쇄가 있고, 항응고 치료를 받지 않은 일부의 환자에서는 뇌졸중 발생 7.3시간 이내에 시행한 경피적 혈관 내 혈전 제거술이 치료효과가 있다고 입증된 바 있다[280]. 특히, 경피적 혈관 내 혈전 제거술은 내경동맥의 원위부나 근위부 중간대뇌동맥의 폐색이 있으면서 마지막으로 증상이 관찰된 후 6～24시간 이내의 관류 불일치가 있는 특정 선별된 뇌졸중 환자에게서만 이점이 있는 것으로 보인다[281,282].

최근 유럽 뇌졸중 학회에서는 경피적 혈관 내 혈전 제거술을 정맥 내 혈전 용해요법이 금기인 환자에게서 1차 치료로 권고하고 있으나, 미국 심장학회 지침에서는 아직까지 이와 관련하여 특별한 권고사항을 제시하고 있지 않다[271,283]. 이러한 권고의 근거가 되는 임상시험은 비타민 K 길항제나 NOAC을 사용한 환자를 제외하거나 소수만 포함하였으나 소수의 데이터는 위에 언급한 특정 환자들에게서 경피적 혈관 내 혈전 제거술이 안전할 수 있음을 시사하고 있다. 하지만 반드시 주목해야 할 점은, 현재 NOAC이 재관류 관련 출혈 위험에 미칠 수 있는 잠재적인 영향을 고려해야 한다. 기계적 재관류를 받은 28명의 NOAC 환자를 포함한 전향적 등록연구에서는 무증상 뇌출혈 전환의 빈도가 비교적 높았다[284]. 따라서 전향적 데이터가 반드시 필요하겠다.

17.1.2. 급성 두개강 내 출혈 환자

NOAC 관련 두개강 내 출혈의 약 2/3는 대뇌피질 출혈이고, 약 1/3은 경막하 출혈이다[285,286]. 후향적/전향적 연구의 메타 분석에 따르면, NOAC으로 인한 (다비가트란의 역전제인 이다루시주맙을 사용하지 않았을 때) 두개강 내 출혈은 비타민 K 길항제와 유사한 정도의 예후를 보였으나[287], 최근의 대규모 후향적 분석 (the Get With the Guidelines Stroke program)에서는 NOAC이 비타민 K 길항제에 비해 좀 더 좋은 결과를 보였다[288]. 신경과/뇌졸중 전문의들은 NOAC 복용 중 두개강 내 출혈이 발생한 모든 환자에 대하여 진찰 뒤 신경외과의 협진을 시행하여야 한다고 권고한다.

경구용 항응고제 치료 중 발생한 두개강 내 출혈의 치료에 대한 지침은 발표되었으나, NOAC 관련 두개강 내 출혈의 치료 근거는 아직 낮다. 와파린 복용 중 급성 두개강 내 출혈이 발생된 환자와 유사하게 NOAC 복용 중 뇌출혈이 발생된 환자에서도 약물 중단, 긴급 혈압 관리 및 혈액응고 상태의 신속한 교정이 혈종 확대를 막기 위해 반드시 필요하다[285,289,290]. NOAC 관련 두개강 내 출혈 환자에 PCC의 사용이 도움이 되는 지는 후향적 분석에서 혈종 확대에 중요한 이점을 입증하지 못했기 때문에, 아직까지는 논쟁의 여지가 있다[291]. 다비가트란 관련 두개강 내 출혈에 대한 증례 보고들에 따르면[273], 이다루시주맙으로 치료 받은 입원 환자 12명 중 2명에서는 혈종 증가가 관찰되었다. 따라서, 현재의 권고 지침에도 불구하고 역전제 치료의 효능은 불분명하여 향후 임상 연구에서 더 평가되어야 할 필요가 있다.

17.2. 급성기 이후 관리

17.2.1. 급성 허혈성 뇌졸중 이후의 심방세동 환자

NOAC 치료 중 발생한 허혈성 뇌졸중 환자에서 특정 NOAC이 더 선호되거나, 다른 NOAC 약제로 전환한 전향적 대조군 연구는 없다. NOAC의 적정 용량 및 특이적 상황들은 환자마다 평가되어야 한다[34,292,293]. NOAC 관련 3상 연구에서는 뇌졸중 발생 후 7-30일 이내의 환자들은 대상군에서 제외되었기 때문에[294], 일과성 허혈 발작 또는 뇌졸중 후 NOAC의 재 투여 시기에 관한 실질적인 연구는 아직까지 없다. 그러므로, 현재의 지침은 의견 합의에 의한 것이며, NOAC은 와파린의 임상적 사용과 유사하게 재 투약 되어야 한다. 허혈성 뇌졸중 이후 경구용 항응고제를 다시 시작하는 것은 반드시 뇌졸중 재발 위험이 2차적 출혈 위험보다 커야 한다 (그림 14)[17,294]. 2018년 유럽심장학회 지침에서 언급하는 것처럼[17], 일과성 허혈 발작이며 뇌 영상에서 두개강 내 출혈이 아닌 것이 확인된 환자에서는 NOAC의 사용을 지속하거나 뇌졸중 발생 하루 후부터 시작한다. 만약 경증의 뇌졸중으로 뇌졸중의 크기가 잠재적으로 2차적 출혈보다 크지 않을 것으로 예상되는 환자의 경우는, 경구용 항응고제를 허혈성 뇌졸중 3일 이후 시작한다. 중등도의 뇌졸중의 경우는 전산화 단층촬영(CT)이나 자기공명촬영(MRI)과 같은 반복적인 뇌 영상을 통해 2차적 출혈 위험이 없는 것을 확인하고 뇌졸중 발생 6-8일 이후, 중증의 뇌졸중의 경우는 12-14일 이후 다시 시작한다[294-296].

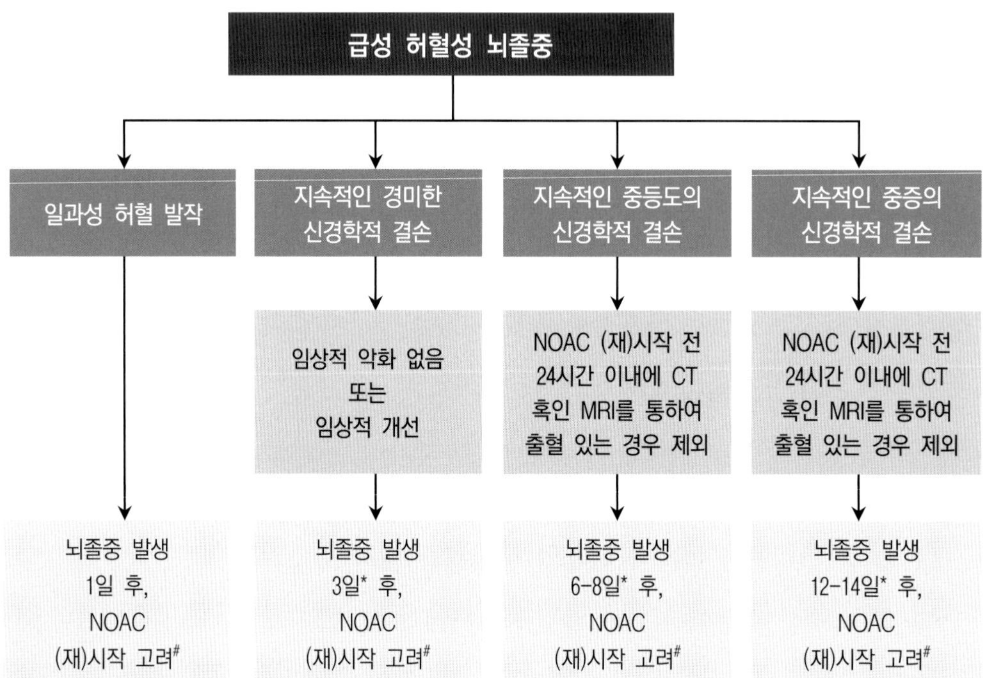

*뇌졸중의 재발 위험이 큰 경우는 기간을 단축
#아직 입증된 근거는 없음

그림 14. 일과성 허혈성 발작 또는 뇌졸중 이후의 NOAC의 재 투여 시기

NOAC은 작용 발현 시간이 빠르므로 헤파린 (저분자량 헤파린 또는 비분획 헤파린)과 병용 투여는 추천되지 않는다. 또한, 메타분석에서 허혈성 뇌졸중 후 7-14일 이내에 비 경구용 항응고제 투여는 두개강 내 출혈을 유의하게 증가시키는 것이 확인되었다[297].

17.2.2. 허혈성 뇌졸중과 죽상경화증을 동반한 심방세동 환자

허혈성 뇌졸중과 죽상경화증을 동반한 심방세동 환자에서 스타틴 치료요법 이외에도 큰 혈관 질환이 의심되고 출혈 위험이 비교적 낮다고 판단될 경우 선택된 환자에서 NOAC에 항혈소판약제인 아스피린을 일시적으로 추가하는 것을 고려할 수 있다. 그러나 연구는 아직 부족하며, 더 많은 임상연구가 반드시 필요하다. 내경동맥에 무증상의 협착이 있는 심방세동 및 경동맥 죽상경화 환자는 안정형 관상동맥 심장질환과 유사하게 추가로 항혈소판약제 치료 없이 스타틴 및 경구 항응고제로 치료해야 한다. 심방세동 및 증상이 있는 심한 경동맥 협착을 보이는 급성 뇌졸중 환자는 경동맥 내막절제술을 받는 것이 바람직하며[298], 경피적 경동맥 스텐트 삽입술은 항응고 요법 외에 항혈소판요법을 추가해야 하므로 결과적으로 출혈 위험이 더 커질 수 있다. 경동맥 내막절제술을 받는 환자의 경우 수술 전과 수술 후 며칠 동안 아스피린을 복용하는 것이 좋다. 아스피린은 경구용 항응고제를 (재)시작한 후에는 중단해야 한다.

17.2.3. 두개강 내 출혈 이후의 심방세동 환자

심방세동 환자에서 두개강 내 출혈이 발생한 경우에는 두개강 내 출혈의 초기 예후와는 별도로, 향후 허혈성 뇌졸중 및 사망률과 밀접한 관련을 보이며, 이는 부분적으로 두개강 내 출혈 후 항응고제 중단으로 인한 것으로 판단된다[299-301]. 두개강 내 출혈 후 NOAC 사용에 대하여 임상연구 자료를 기반으로 한 치료 지침은 현재 없다. 두개강 내 출혈의 원인 (조절되지 않은 고혈압, 동맥류 또는 동정맥 기형, 의학적으로 필요한 3제 요법)이 해결되지 않은 한, 와파린 및 NOAC의 사용은 금기이다[17]. 최근 관찰 연구들의 메타 분석에 의하면, 비타민 K 길항제의 재 시작은 재발성 두개강 내 출혈 위험을 유의하게 증가시키지 않으면서 허혈성 뇌졸중 발생률 유의하게 낮춘다고 한다[300]. 그러나 메타분석에서 발생될 수 있는 여러 가지 편견들을 고려해야 한다. 무작위 배정 임상연구가 없으므로, 항응고 관련 두개강 내 출혈을 경험한 환자에서 어떤 유형의 항응고제를 투여 할지 혹은 투여하지 않을지 여부를 사안별로 고려해야 한다 (그림 15)[17]. 두개강 내 출혈 후 모든 환자에서 적절한 혈압 조절은 가장 중요하다[289]. 또한 두개강 내 출혈을 경험한 심방세동 환자에서 경피적 좌심방이 폐색술이 장기간 항응고 요법을 효과적으로 대체할 수 있다[17]. 그러나 경피적 좌심방이 폐색술 직후 항혈소판약제의 복용 기간이 필요하므로 두개강 내 출혈의 위험도 초래될 수 있다. 현재까지 단기간 항혈소판약제 치료 (또는 항응고 치료와의 병행)의

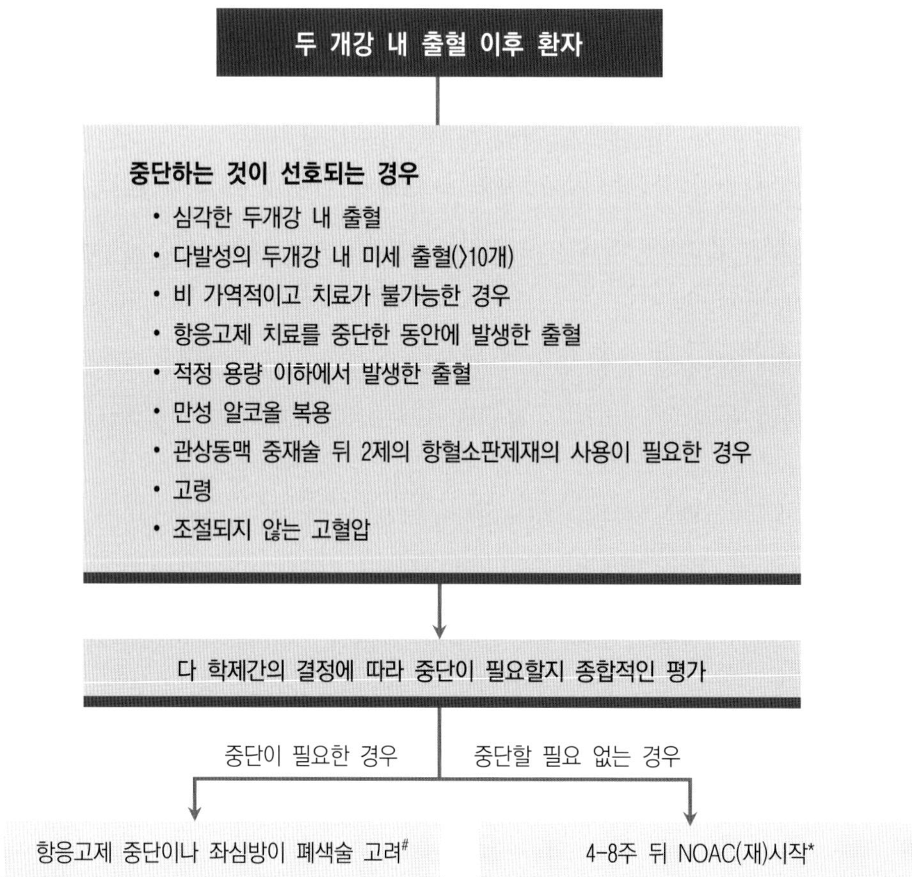

*시작 전 CT 및 MRI 시행을 고려
#아직 입증된 근거는 없음

그림 15. 두개강 내 출혈 이후 NOAC의 (재)시작

안전성 및 유효성은 알려져 있지 않다. 전반적으로 항응고제 관련 두개강 내 출혈 후 경피적 좌심방이 폐색술에 대한 무작위 배정 임상연구는 부족하다. 따라서, 향후 적절한 치료지침을 결정하기 위해서 무작위 임상연구가 필요하다.

17.2.4. 대뇌피질 출혈 후 심방세동 환자

대뇌피질 출혈 후 심방세동 환자는 와파린 관련 대뇌피질 출혈의 관리와 유사하게, 심인성 혈전색전증에 의한 뇌졸중의 위험이 높고 재발성 두개강 내 출혈의 위험이 낮을 것으로 예상되는 경우 대뇌 출혈 4-8주 후 NOAC 투여를 다시 시작할 수 있다 [302]. 그러나 실제로는 허혈성 뇌졸중 고위험군이나 대뇌피질 출혈 고위험군은 동일한 위험 인자들 (고령, 고혈압 및 뇌졸중 기왕력 등)을 가지고 있다[290]. 따라서, 심방세동을 동반한 대뇌피질 출혈 환자에서 항응고 치료를 다시 시작할지 여부는 개별적으로 평가되어야 한다 (그림 15)[17,289]. 아밀로이드성 뇌혈관 질환이 있는 환자는 재발성 두개강 내 출혈의 위험이 매우 높으므로 항응고 치료를 해서는 안 된다[303]. 최근 미국 심장 학회 치료지침에서 대엽 출혈 후에는 항응고제 사용을 중단해야 한다고 권고하고 있으나 아직까지 논란의 여지가 있고, 최근 3개의 후향적 연구에 대한 메타분석 결과는 두개강 내 출혈 후 항응고제 재개는 사망률 감소와 유익한 임상경과를 보인다고 보고하고 있다[302].

17.2.5. 지주막하 출혈 후 심방세동 환자

지주막하 출혈 후 심방세동 환자에서 경구용 항응고제 재개에 대한 임상연구 결과는 아직까지 부족하다. 혈관조영술을 통한 적절한 평가와 더불어 동반하고 있는 동맥류 또는 동정맥 기형의 적절한 치료가 반드시 요구된다. 또한 재 출혈 위험에 대한 신경학적/신경외과적 다학제 평가를 통해 경구용 항응고제 재개에 따르는 위험과 이익의 균형을 맞추는 것은 매우 중요하다. 만약 NOAC을 복용하고 있는 심방세동 환자에게 치료 가능한 병인이 없는 데에도 지주막하 출혈이 발생했다면, 경구용 항응고제 치료를 재개하지 않는 것이 바람직하다. 현재까지 임상연구 데이터가 없으므로 경피적 좌심방이 폐색술은 무작위 임상시험이 필요하다.

17.2.6. 경막 외 또는 경막하 혈종 후 심방세동 환자

경막 외 또는 경막하 혈종 후 심방세동 환자는 구체적 데이터가 없지만 진행성 (만성) 알코올 남용이나 실질적인 낙상 위험이 없는 경우, 외과적 경막 외 혈종 또는 경막하 혈종 수술 약 4주 후부터 항응고제를 재시작 하는 것은 안전하다. 임상 양상 및 혈종의 확장에 따라 경구용 항응고제를 다시 시작하기 전에 뇌 영상검사(CT 또는 MRI 사용)를 권장한다.

18. 특별한 상황에서의 NOAC

18.1. 취약한 고령 환자에서 NOAC

18.1.1. 75세 이상의 환자

심방세동의 유병률은 해마다 점진적으로 증가하고 있다[304,305]. 뇌졸중의 위험 자체가 나이가 들면서 증가하기 때문에 고령 환자에서 뇌졸중 예방은 중요하다[306]. 그러나 경구용 항응고제는 고령 환자군에서 덜 사용되고 있다[307]. 심방세동을 가진 노인의 경우 경구용 항응고제를 복용하는 경우가 그렇지 않은 경우보다 더 나았고, 비타민 K 길항제 보다 NOAC을 사용한 경우가 더 나았다[308-310].

총 27,000명이 넘는 심방세동 환자를 비교한 NOAC 치료에 대한 연구들에서는 연구에 따라 31-43%의 유의한 고령환자 (75세 이상)를 포함하였고 메타 분석에서 나이에 따른 안전성이나 효과측면에서 유의한 상호작용은 없는 것으로 보였다[311]. 중요한 것은, 절대 위험이 높을수록 고령 환자에게 비타민 K 길항제 대신 NOAC을 사용함으로써 위험이 더 크게 감소했다[312]. 고령의 환자에서 더 많은 출혈이 있었지만 전체적으로 관찰된 출혈의 패턴 (두개강 내 출혈의 감소와 소화기 출혈의 증가)은 NOAC와 비타민 K 길항제 간에 차이가 없었다[311]. 비타민 K 길항제와 비교한 NOAC의 모든 연구에서 두개강 내 출혈이 낮게 나오는 반면, 각각의 연구에서 나이와 출혈의 관계는 다양하였다. 다비가트란은 두 가지 용량에서 나이와 두개외 주요 출혈간의 유의한 상호작용이 있었다[313]. 하지만, 아픽사반, 에독사반, 리바록사반에서는 모두 유의한 차이가 없었다[312,314,315]. 중요한 것은, 특정 동반 질환 (특히 신부전)은 고령의 환자에서 더 흔하고 따라서 개개인에서 NOAC을 선택할 때 이러한 상황에 대한 고려가 필요하다. 일본인을 대상으로 표준 항응고 치료의 대상이 되지 않는 고령의 심방세동 환자에서의 저용량 에독사반 사용에 대한 재미있는 연구가 현재 진행 중이다[316].

18.1.2. 취약함(frailty)과 낙상

취약함 과 취약함 전단계 (pre-frailty)는 고령에서 흔하므로 경구용 항응고 치료의 위험-이익에 대한 특별한 고려가 필요하다. 취약함은 표현 모습과 임상적 판단에 따라 대개 취약함 척도 (frailty scale)를 통해 정의된다 (표 11)[317-319].

표 11. Canadian Study of health and Aging" (CHSA) Clinical Frailty Scale

From http://www.csha.ca and Ref	
Very fit (매우 건강한)	활동적이고, 열정적이고, 의지적인 사람. 이 사람들은 보통 규칙적으로 운동한다. 이들은 같은 나이 대 사람들 중에서 가장 건강하다.
Well (건강한)	질병은 없지만 매우 건강한 (very fit) 환자들에 비하여 덜 건강한 사람. 종종 운동하거나 때에 따라 아주 활동적인 운동을 한다.
Managing well (비교적 건강한)	질병이 잘 조절되지만, 걷기 이외에 규칙적인 운동은 하지 않는 사람
Vulnerable (연약한)	일상 활동에 있어 다른 사람에게 의지할 정도는 아니지만, 증상이 종종 활동을 제한하는 경우. 보통 일과 중에 행동이 느려지고, 피곤함을 호소한다.
Mildly frail (약간 취약한)	자주 행동이 느려지고, 도구를 이용한 작업 (은행 업무, 교통 수단 이동, 힘든 가사 노동, 약물 복용)에 있어 도움이 필요한 경우. 전형적으로, 약간 취약한 환자들은 혼자서 쇼핑하거나, 걸어 다니거나, 음식을 준비하거나, 가사일을 점점 하기 힘들어 한다.
Moderately frail (중등도로 취약)	혼자서 야외활동을 아예 하지 못하고 도움이 필요한 경우. 집안에서도 계단을 오르거나 목욕할 때 도움이 필요하고, 옷을 입을 때도 약간이나마 도움이 필요한 경우
Severely frail (아주 취약한)	신체적, 인지적 활동 등 모든 활동에서 다른 사람의 도움에 완전히 의존적인 경우, 그럼에도 불구하고 6개월 이내에 사망할 것으로 보이지 않는 경우
Very severely frail (매우 취약한)	모든 활동에 의존적이고, 생명이 다해 보이는 경우. 특징적으로 작은 질병에도 회복되지 못한다.
Terminally ill (생명이 다해가는)	생명이 다해 가는 경우. 이 분류는 생명이 6개월 이내로 예측되는 환자이지만, 취약해 보이지는 않는 경우이다.

취약함은 빠른 신기능 악화와 낙상의 위험 인자이다. 지역사회에 거주하는 65세 이상에서 연간 1-2%의 낙상 위험이 있다. 이 중 단지 5%만이 골절과 입원을 초래한다[320]. 낙상과 경막하 출혈의 위험이 의사에게는 경구용 항응고제의 금기로 고려되어 왔다[321]. 매우 심한 취약함과 신체 활동 제한 상태 그리고 제한된 기대 여명은 아마도 경구용 항응고제의 이익을 제한할 수 있지만, Markov decision analytic 모델에서는 비타민 K 길항제를 사용하는 경우, 혈종의 위험이 항응고 치료의 이익을 능가하려면 295번 낙상해야 함을 보여주었다[322]. 비타민 K 길항제와 비교하여 NOAC을 사용할 때 혈종의 위험이 매우 낮은 것을 고려하면 NOAC을 사용할 때 그 숫자는 훨씬 더 클 것이다.

표 12. 낙상 위험 측정 도구

(A) 낙상 고위험군 (ENGAGE-AF TIMI 48 연구)

아래 중 한 개 이상

- 과거 낙상 이력
- 하지 근력 약화
- 신체 균형능력 약화
- 인지기능 저하
- 기립성 저혈압
- 항정신성 약품 복용
- 중증 관절염
- 어지러움증

(B) 낙상 위험도 평가

'예' 항목마다 1점				
과거 낙상 이력	예/아니오			
복용 약물				
>4	예/아니오			
항정신성 약품	예/아니오			
시력 약화	예/아니오			
인지력 약화	예/아니오			
Near tandem stand 10s	예/아니오			
Alternate step test 10s	예/아니오			
Sit to stand 12s	예/아니오			
점수	0-1	2-3	4-5	6+
연간 낙상 위험도	7%	13%	27%	49%

낙상의 위험을 계산할 수 있는 도구 (표 12)가 있다. 낙상의 위험이 있는 환자에서 비타민 K 길항제 대비 NOAC의 효과에 대해서는 두 개의 NOAC연구에서(ENGAGE-AF TIMI 48, ARISTOTLE)[40,323] 각각 분석되었다. NOAC의 치료 효과는 낙상의 위험이 증가된 경우와 그렇지 않은 경우 모두에서 일관되었다.

요약하면, 취약하며 고령인 환자는 뇌졸중의 위험이 높으며 경구용 항응고제로 얻는 이익이 있기 때문에 취약함 그 자체로 항응고 치료를 제외 해서는 안 된다. 이러한 환자군에서 비타민 K 길항제에 비해 NOAC이 효과적임을 에독사반과 아픽사반의 3상 연구에서 증명하였다. 리바록사반의 경우 후향적 연구에서 비타민 K 길항제에 비해 뇌졸중 및 전신색전증 발생 위험을 유의하게 낮춤을 확인하였다[324]. 상황을 개선하기 위해 경구용 항응고제를 복용하는 모든 낙상 환자에서 추후 낙상 위험을 감소시키기 위해 진단과 위험, 그리고 교정이 가능한 병적 상태, 치료적 중재술 (운동 처방, 가정 환경 평가 등) 등을 다원적으로 평가해야 한다[325-327].

18.1.3. 치매와 항응고

치매는 고령에서 흔하다. 뇌졸중은 치매가 없는 환자에 비해 인지기능 저하, 독립성 상실, 시설 의존성의 위험이 큰 치매 환자에게 있어서 매우 의미 있는 사건이다[328]. 그리고, 심방세동 그 자체로도 치매의 위험 인자이며, 경구용 항응고제가 심방세동 환자에서 치매의 위험을 감소 시킬 것이라는 증거들이 있다[329,330].

그러나 치매 환자는 항응고 치료를 선택할 때 독특한 고려를 해야 하는데, 특히 환자의 의사 결정 능력, 치료의 선택 그리고 약을 안전하게 지속 복용할 수 있는가이다. 중요한 것은 논리적인 관점에서 치매가 잘 관리된다면 치매 자체를 항응고 치료의 일반적 금기로 보지 말아야 한다는 것이다. 모든 치매 환자들은 경구용 항응고제 치료로 인한 뇌졸중과 출혈의 위험에 관한 이해 능력과 치료 결정에 대한 세심한 평가를 받아야 한다. 능력이 부족할 경우 의사는 최상의 의료 이익 원칙을 바탕으로 치료를 권하는 것이 합리적이고, 이상적으로 이는 가족 동의를 포함한다. 경구용 항응고제 복용의 준수는 치매에서 중요한 고려사항이다. 하루 한번 복용이나 주간 약제 상자, 알림 또는 투명한 포장 (blister) 이 도움이 될 수 있다. 역설적으로 치매 환자를 돌보는 사람이 치매 환자에게 약을 제공하는 것이 더 높은 약물 복용 순응도를 보였다. 이러한 환자 군에서 전자 모니터링이나 전화 모니터링의 이점에 대해서도 더 연구가 필요하다[331].

18.2. 비만과 저체중

18.2.1. 비만

WHO는 과체중과 비만을 각각 BMI 25 kg/m^2 그리고 30 kg/m^2 이상으로 정의한다. 1975년 이후 비만의 발생률은 3배 증가했고 2016년에 6억 5000만 명 (전세계 인구의 13.1%)의 성인이 비만이었다[332]. 많은 다른 요인들과 함께 비만도 심방세동의 위험을 높이고 성공적인 고주파 절제술 이후 재발의 위험인자이다[333-335]. 이렇듯, 체중 감량은 심방세동과 비만을 가진 환자에서 필수적이다[336].

비만은 약물의 배출뿐만 아니라 체적 분포를 포함한 약물의 약동학 (특히 지방친화성 약물)에도 영향을 준다. 실제로 신혈류와 크레아티닌청소율은 비만 환자에서 증가되어 있고 이로 인해 경구용 항응고제의 제거가 증가될 수 있다[337]. 와파린를 복용하는 비만 환자는 INR 값을 유지하기 위한 더 많은 약 용량과 투여 기간이 필요하다[338].

다비가트란 연구에서는 고령의 건강군에서 매우 비만한 환자를 포함하여 분석하지는 않았지만 체중이 약동학 변화에 영향이 없는 것으로 보고했다[339-341]. 리바록사반과 아픽사반의 약동학 데이터는 처음에는 체중에 따른 체적 분포와 반감기가 변한다고 보고하였으나 이는 임상적으로 유의하지 않는 것으로 보였다[342-344].

에독사반 데이터는 저체중이 약제 배출 감소의 인자일 것으로 보고했으나 그 반대인 경우도 가능하다[345]. 비만 환자에서 NOAC의 항응고 효과가 믿을 만 한지에 대해서는 우려가 있어왔다[346,347]. 심방세동이나 정맥혈전색전증 환자의 NOAC 연구에서 체중은 제외 기준에 포함되지 않았다. 하지만 BMI 40 kg/m^2 이상의 아주 심한 비만에서 다비가트란의 낮은 혈중 농도로 인해 치료에 실패한 증례는 보고된 바 있다[348,349].

아픽사반은 60 kg 이상과 이하 환자에서 효능과 안전성에서 차이가 없었다[257]. 그러나 BMI 30 kg/m^2 이상의 환자들은 조금 더 좋은 결과를 보였다[350]. 이것은 정맥혈전색전증에서 아픽사반 치료에 대한 연구인 AMPLIFY (Apixaban for the Initial Management of Pulmonary Embolism and Deep-Vein Thrombosis as First-Line Therapy)에서 비만 환자 그룹의 출혈 감소와 대조 되는 결과이다[351]. 비슷한 결과로 ROCKET-AF연구에서 BMI 35 kg/m^2 이상의 비만 환자가 다른 코호트들과 비교하여 뇌졸중 위험의 감소를 보였고, BMI에 따라 리바록사반과 와파린의 효과와 안전성에 대한 상호작용이 없었다[352]. ENGAGE-AF 연구는 아직 체중에 따른 에독사반의 안전성과 효과에 대한 하위 분석 결과를 보고 하지 않았다[353]. 급성 정맥혈전색전증에서 에독사반을 사용한 임상시험 데이터에서 100kg 이상의 환자 611명을 포함한 체중별 하위 분석 결과 안전성과 효능에 차이가 없었다[354].

매우 비만한 경우에는 연구 결과가 제한적이기 때문에, BMI 40 kg/m^2 이상 또는 체중이 120kg를 초과하는 경우에는 와파린을 사용할 것을 권하고 있다 (국제 혈전 지혈 학회 권고와 일치)[346]. NOAC이 필요한 매우 드문 경우에서는 특정 약물의 농도를 측정하는 것을 고려해야 한다. 그러나 이는 혈액과의 지침을 따르는 경우로 제한해야 하며 그러한 접근에 대한 명확한 임상 데이터가 존재하지 않는다는 것을 인지하고 이루어져야 한다.

18.2.2. 저체중

저체중에 대한 통합된 정의는 없고 향후 기준도 아시아인이 더 작고 마른 경향이 있으므로 인종 특징적으로 정의할 필요가 있다. 저체중은 NOAC에 대한 노출을 증가시킬 수 있고 그러므로 출혈의 위험이 증가한다[355]. 중요한 것은 저체중 환자는 뇌졸중의 위험을 증가시키는 다른 조건 또는 동반 질환인 출혈, 고령, 취약함, 암, 신부전 등과 자주 함께 나타난다. 특히 신장 기능은 근육량이 감소했기 때문에 저체중 환자에서 과대평가 될 수 있다 (특히 MDRD공식으로 계산한 경우). 따라서 이러한 환자에서 항응고 치료할 때는 특별한 주의가 필요하다.

60 kg 이하는 에독사반 뿐만 아니라 80세 이상이거나 크레아티닌 ≥1.5 mg/dL이

동반되었을 경우 아픽사반의 용량 감량의 기준이다. 이 약제들은 와파린과 비교하였을 때 저체중 환자에서도 효과와 안전성은 다른 코호트와 비교했을 때 일관되게 나왔다[257,353]. 따라서 두 약물은 60 kg 이하 환자에서 선호되는 선택이 될 수 있겠다.

다비가트란은 50 kg 이하 환자의 사후 분석에서도 안전성과 효능이 다른 코호트와 비교하여 일관성 있게 나타났다[356]. 그러나 다른 관찰 연구에서는 BMI 23.9 kg/m^2 미만의 저체중 환자는 출혈의 독립 위험인자로 제시되었다[357]. 또한 다비가트란은 저체중 환자에서 신부전이 같이 잘 동반되므로 덜 선호하게 되었다. 리바록사반은 저체중 환자의 탐색 분석에서 유사한 효과와 안전성을 보였지만 70 kg 이상과 이하의 환자군만을 비교하였다[358]. 표준 용량을 복용하는 60 kg 또는 50 kg 이하의 환자에서는 자료가 없는 실정이다.

50kg 이하의 매우 심한 저체중 환자는 대규모 임상 연구에서 매우 적은 수였다. 따라서 체중을 기본으로 용량 감량하는 NOAC (아픽사반, 에독사반)의 경우에도 이러한 환자들에 대한 데이터가 제한적이다. 물론 저체중 환자의 비타민 K 길항제 요법은 출혈이 증가될 수 있다[357]. 만약 NOAC 치료가 이러한 개인에게 필요하다면 혈중 농도의 측정은 약물 축적 정도를 확인하기 위해 고려될 수 있다[359].

18.3. 가임기 여성

모든 경구 항응고제는 가임기 여성에게 주의하여 고려되어야 하고 적절한 검사를 하여 임신을 배제하고 약제를 시작하기 전에 피임 상담이 이루어져야 한다. 자궁 이상 출혈은 가임기 여성의 9~14%에서 발생하고 이는 경구 항응고제로 악화될 수 있다[360,361].

가임기 여성의 급성 정맥혈전색전증 치료에서 NOAC을 사용하였을 때 출혈위험이 와파린 대비 증가됨이 보고되었다. 리바록사반은 와파린과 비교하여 좀 더 긴 월경 출혈기간 (8일 이상)과 관련이 있었고 (27% vs. 8.3%, p=0.017), 월경과다와 관련된 내과적 혹은 외과적 중재술의 필요가 증가했으며 (25% vs. 7.7%, p=0.032) 항응고치료의 조절이 필요한 경우가 더 많았다 (15% vs 1.9%, p=0.031)[362]. 리바록사반의 이상 자궁 출혈에 대한 경향은 enoxaparin과 비교한 연구에서도 역시 보고된 바 있다[363]. 아픽사반은 AMPLIFY 연구에서 enoxaparin/와파린 대비 질 출혈 위험도가 증가 하였고 (45% vs. 20%, OR 3.4, 95% CI 1.8-6.7), 폐경 전 여성의 질 출혈은 주로 좀 더 긴 월경 출혈 과 관련이 있었다 (OR 2.3; 95% CI 0.5-11)[364]. 에독사반은 Hokusai-VTE 연구에서 와파린 대비 질 출혈 위험도가 증가 하였다 (HR 1.7, 95% CI 1.1-2.5). 에독사반은 와파린 대비 주요 질출혈 위험도 증가 (OR 2.8, 95% CI 0.8-10.8), 임상과 연관되지 않는 경증 (clinically relevant non-major) 질출혈 위험도 증가 와 관련이 있었고 (OR 1.6, 95% CI 1.0-2.4), 75% 이상의 환자에서 항응고제 조절이 필요하였다[365]. 등록 연구에서 가임기 여성 178명에서 factor Xa inhibitor를 복용하는 경우 32% 이상 자궁 출혈이 발생하였다고 보고했다[366]. 대부분의 경우에서 호르몬이나 항응고 치료를 변경 또는 일시적 중단하여 성공적으로 조절되었다. 일부 저자들은 심방세동이 있는 가임기 여성 환자에서 NOAC의 연구 자료가 부족하다고 우려를 표명해 왔다[367]. 어떤 경우든 NOAC을 복용하는 여성은 월경 출혈의 증가 위험에 대해 상담 받아야 하고 NOAC 복용을 시작한 이후 첫 주기 동안은 주의 깊게 관찰하여야 한다[368].

경구용 항응고제를 복용하는 동안 이상 자궁 출혈이 있는 모든 환자는 구조적 문제와 이상자궁출혈의 재발 위험을 감소시키기 위한 국소 호르몬 치료의 가능성과 수술적 치료에 대해 산부인과적 평가가 필요하다. 중요한 것은 모유수유뿐만 아니라 임신 시에도 NOAC은 금기이다.

18.4. 운동선수에서 NOAC

심방세동은 운동 선수에서 가장 흔한 부정맥이고, 특히 지구력 운동 선수에게 더 취약하다[331,369-371]. 뇌졸중에 대한 추가적인 위험인자는 이 그룹에서 흔하지 않다. 그러나 고령에서 경쟁적 또는 격렬한 운동을 하게 되는 경우가 점점 증가한다[372].

CHA_2DS_2-VASc 점수가 1점 이상인 남성, 2점 이상인 여성에서 현 지침에 따라 항응고 치료가 필요하다[373]. 정맥혈전색전증에 대한 항응고치료를 하는 선수들에게 조언은 치료를 받는 동안 접촉하는 운동을 피하라는 것이었다. 그리고 심방세동이 있는

운동 선수 집단에서 NOAC의 사용에 대해 보고된 바는 거의 없다. 하루 한번 복용하는 약물은 연습 중 높은 수준의 약물 농도를 피하기 위해 저녁에 약물을 복용하는 것이 선호 된다. 하지만 이를 지지하는 연구는 없다. 심방세동을 가진 모든 선수는 반드시 심장에 대한 평가를 받아야 한다.

18.5. 간질

뇌졸중이 발생한 환자의 5% 이상에서 발작의 위험이 있다고 보고되었다[374,375]. 뇌졸중 이후 특별한 원인 없는 발작은 차후 10년 이내 원인 없는 발작 발생 위험이 65%이다[376].

경구용 항응고제를 복용하는 경우 발작 중 외상으로 인한 위험이 있다. 고령 또는 뇌졸중 후 환자에서 대부분의 발작은 국소성으로 시작한다. 하지만 드물게 전신화된 무긴장 발작 환자는 두부 손상에 취약하고, 혀 깨물기에 취약하다.

항경련제의 다양한 잠재적 상호작용을 통해 항응고제가 영향을 받는다[377]. 많은 항경련제가 추가적으로 혈소판 감소나 기능장애를 유발할 수 있다. 이러한 약물-약물 상호작용의 유의성은 여전히 많은 부분이 알려져 있지 않고 단지 몇몇 증례 만 보고되었다. 때로는 NOAC의 약물 상호작용이 매우 심하여 관련 약제가 선호되지 않을 수 있다.

19. 악성종양이 동반된 심방세동 환자에서 항응고 치료

19.1. 악성 종양 환자에서 문제점

고령 환자에서 암은 심방세동처럼 드문 상황이 아니다. 한 연구에서 암 환자 중 기존에 심방세동이 있는 경우는 2.4%, 새로운 심방세동은 1.8%의 빈도를 보인다고 보고하였다[378]. 암과 이에 대한 치료는 심방세동을 조장하고, 연령과 암이 모두 혈전과 출혈의 독립적인 위험 인자이다.

암환자에서 심방세동의 발생률 및 빈도가 높은 것은 동반질환 (고혈압 혹은 심부전)의 존재, 직접적인 종양의 효과 (탈수, 불안 혹은 통증에 따른 교감신경 톤의 변화, 전신적 염증), 혹은 암 치료의 부작용 (폐암 수술 후 혹은 tyrosine kinase 억제제인 ibrutinib와 같은 특정 표적 치료의 부작용) 등의 결과일 수 있다[379-382]. 활동성 혹은 과거 암환자에서 생존율 증가는 추가적으로 심방세동의 빈도를 증가시킬 수 있다.

정맥혈전색전증의 위험도는 암이 있으면 다양한 기전으로 증가하게 된다[383]. 뇌, 췌장, 난소, 폐 혹은 혈액암 뿐만 아니라 많은 암 치료 (예, cisplatin, gemcitabine, 5-fluorouracil, 적혈구형성인자, 과립구 집락 자극 인자)는 특히 혈전 색전 위험도 증가와 연관된다[384]. 반대로, 암은 간 침범을 통하여 간부전을 유발하여, 혈소판감소증 혹은 응고장애, 출혈 위험도를 증가시킬 수 있다. 종양은 혈관을 침범할 수도 있는데, 많은 소화기 및 신장암, 전이성 흑색종 등의 고형암은 매우 혈관이 잘 발달되어 있고, 출혈이 잘 발생할 수 있다. 혈액암은 응고 장애를 유발하여서, 출혈의 위험도를 증가시킬 수 있다. 더불어서 수술, 방사선 치료, 약물치료와 같은 모든 암 치료는 출혈을 유발할 수 있다. 국소 수술부위 상처 (수술), 조직 손상 (방사선치료), 전신적 증식 억제 치료 (항암치료 및 일부 방사선 치료)는 혈소판 수 및 기능을 감소 시킬 수 있다.

표 13. 심방세동과 악성 종양

학제간 팀워크
(1) 환자 개인의 위험요소 평가 • 심방세동과 관련된 위험요소 (CHA2DS2-VASc, 출혈 위험) • 암과 관련된 위험요소 (종류, 간전이, 응고장애, 신장/간부전 등) • 치료와 관련된 위험요소 (혈소판감소증, 수술, 방사선, 중심 정맥 확보 등)
(2) 항응고제의 선택 • 현재 표준 치료: 와파린/ (저분자량 헤파린)[a] • NOAC: 연구된 바는 적지만 유망해 보임. • 환자의 선호도를 고려 (와파린 vs. NOAC)
(3) 환자 안전 • 위 보호 (PPI/H2 억제제) • 약물 상호작용을 주의 • 용량 감량/치료 중단 (혈소판 〈 50000, 신장애, 출혈, …)
주의 사항 • 혈전색전증의 위험 ↑ • 출혈의 위험 ↑

[a]경구 치료가 불가능할 경우 저분자량 헤파린으로 전환하는 것이 타당함.

19.2. 악성 종양이 동반된 심방세동 환자에서 항응고 치료

암환자에서 보고된 무작위 임상연구인 HOKUSAI-VTE Cancer 연구 및 SELECT-D 연구는 정맥혈전색전증에서 각각 에독사반 또는 리바록사반과 저분자량 헤파린을 비교하였고, 심방세동 환자를 대상으로 한 것은 아니다[385,386]. 에독사반은 재발성 정맥혈전색전증 및 주요 출혈의 일차 종결점에 비열등한 결과를 보였다. 에독사반은 재발성 정맥혈전색전증이 낮은 경향으로 주요 출혈은 높은 경향을 보였고, 이런 결과는 위장관 암 환자에서 상부 위장관 출혈의 위험도 증가로 기인하였다.

리바록사반도 정맥혈전색전증의 재발은 상대적으로 낮으나, 임상적으로 중요하지 않은 출혈은 증가하는 결과를 보였다. 이런 결과와 유사하게, 몇몇 소규모 정맥혈전색전증 환자군을 포함한 메타 분석에서 비타민 K 길항제 혹은 저분자량 헤파린과 비교시 NOAC은 정맥혈전색전증 예방에 있어서는 동일 혹은 더 좋은 효과를 보였고 주요 출혈은 높은 결과를 보였다[387,388]. 대부분의 암 환자는 일부 활동성 치료 혹은 고식적 치료만 하는 사람이 아니면 임상적으로 안정적일 수 있다. 하지만 어느 정도까지 이러한 결과가 적용될지는 추가적 연구가 필요하다.

심방세동이 있는 암환자에서 전통적으로 와파린 혹은 저분자량 헤파린이 NOAC보다 선호되었다. 왜냐면 이러한 약제가 모니터링이 가능하고 역전제가 있기 때문이다. 하지만 심방세동 환자에서 저분자량 헤파린이 뇌졸중 예방 효과가 있는지 증거가 부족하며, 급성 뇌졸중 상황에서 이차 예방으로 저분자량 헤파린은 금기이다[389]. 활동성 암은 대부분의 NOAC 연구에서 제외 기준이었고, 3상 심방세동 연구에서 일부 포함이 되었지만 암의 유형 및 병기에 대한 임상적 정보가 부족하다. 활동성 암 및 암 과거력을 가진 환자를 분석한 ARISTOLE 연구에서 아픽사반은 암의 유무와 무관하게 일관적으로 와파린보다 우월한 효과 및 안정성을 보였다[390].

리바록사반도 유사한 결과를 보였다[391]. 대규모 등록연구에서 암 유무와 관련 없이 비타민 K 길항제 혹은 NOAC을 처방한 기준으로 조사한 결과에서 출혈, 혈전색전증의 위험도가 동일 하였고, NOAC에서 둘 다 조금 낮은 경향을 보였다[392]. 최근 활동성 암으로 치료받고 있는 심방세동 환자를 대상으로 한 대규모 후향적 연구 결과에서 아픽사반은 비타민 K 길항제보다 더 적은 출혈 위험도를 보였다[393]. 국내에서도 NOAC이 와파린보다 우월한 효과를 보인다고 보고하였다[394]. 하지만 NOAC과 특정 항암제의 약물 상호관계는 알려져 있지 않으므로 주의가 필요하다[395].

전반적으로 암을 동반한 심방세동 환자에서 항혈전 치료는 다학제적 팀 접근법이 필요하다[396]. 특히 골수 억제 약물치료 혹은 방사선 치료가 계획된 경우 NOAC을 일시적 용량 감량 혹은 중단할 지는 혈소판, 신장/간기능, 출혈의 물리적 요인 등을 고려해서 생각해야 한다. PPI 혹은 H2 억제제를 통한 위장 보호도 고려되어야 한다.

20. 와파린의 용량 조정 최적화

심방세동 환자에서 NOAC의 선호에도 불구하고, 기계 판막 환자와 류마티스성 승모판 협착증을 포함하는 특정 상황에서는 아직도 비타민 K 길항제의 사용이 필요하다[1]. 따라서 와파린 치료를 잘 숙지하고, 치료 범주로 유지하는 것이 중요하다.

표준 목표인 INR 2.0-3.0을 유지하는 것이 필요하며, 그 방법은 경험에 의하여 만들어졌다. 와파린 치료에 다양한 알고리듬이 있고[397,398], 지난 수 십 년간의 경험이 여러가지 임상적 방법을 만들어냈다 (예, 항응고 크리닉, point-of-care 장비를 이용한 자가 측정). 와파린 치료의 성공은 적절한 치료 항응고 범주 시간 (time in therapeutic range, TTR)을 길게 유지하여 허혈 및 출혈의 위험도를 낮추는 것이다. 반대로 낮은 TTR이 지속적으로 관찰되면 치료 방법의 변경이 고려되어야 한다.

20.1. 치료를 시작하는 동안의 용량

자동 용량 계산기가 있어서 최상의 치료 용량의 결정에 도움을 받을 수 있다 (예, http://www.warfarindosing.org). 급성 정맥혈전색전증 환자에서 시작 용량으로 와파린 10 mg와 5 mg을 비교한 한 무작위 연구에 따르면 10 mg으로 시작하는 것이 빠르게 치료 수준의 INR에 도달하였다[399]. 하지만 메타 분석에서 시작 용량으로 두 용량 간 우월성 차이는 없었다[400]. 심방세동 환자들은 정맥혈전색전증 환자에서 비하여 더욱 고령이며 취약하다. 또한 심방세동 환자는 일반적으로 급성 혈전 상황에서 투약이 시작되는 것은 아니다. 실제로 고령, 취약함, 신부전과 같은 다양한 인자를 고려하면 저용량 혹은 2 mg 정도의 아주 저용량으로 시작하는 것이 적합할 수 있다. 이처럼 저용량 혹은 고용량 중 어떤 것으로 시작하는 것이 좋다는 증거가 부족하므로, 환자의 상태에 맞추어 시작하는 것이 권유되고 있다. 유전자형을 참조하는 약물 용량 조절은 근거 부족으로 권장되지 않는다[398,401].

유럽의 많은 나라에서 펜프로쿠몬 (phenprocoumon)으로 항응고 치료를 할 때 반감기가 길어서 적정 항응고 수준에 빨리 도달하기 위하여 부하 용량으로 시작하는 경우가 많다[402]. 반면에 와파린 및 아세노쿠마롤 (acenocoumarol)로 시작하는 경우는 어떤 용량으로 시작할지 불분명하다[403]. 비타민 K에 의존적인 항응고 단백질인 C 및 S의 감소에 따른 일시적 혈전 생성 경향의 악화를 예방하기 위하여 항응고 요법 처음에 (특히 펜프로쿠몬으로 시작하는 경우) 주사제 항응고 요법을 종종 병행하기도 하지만 이러한 방법의 근거도 불분명하다.

20.2. 유지 용량

환자들 마다 적정 와파린 용량은 매우 다양하다. 심지어 과거 안정적이었던 환자에서도 질병, 식사 변화, 투약 등으로 INR의 심한 변화가 생길 수 있다. 와파린 용량 조절 방법도 센터별 차이가 크지만, 용량 조절 알고리듬이 와파린의 용량 및 TTR을 적절하게 하는데 유용하다[404-406]. 표 14는 RE-LY 연구의 와파린 군에서 사용한 알고리듬이다. 개념상 중요한 점은 와파린 용량은 매일 용량을 결정하는 것 보다는 1주일 동안 들어가는 용량을 바탕으로 용량을 조절 해야 한다. INR을 최소 4주에 한번은 측정하고 적절한 INR 수준이 아니면 최소 매주 측정하는 것이 중요한 전제 조건이다. 유사한 약물 투입 계획이 반감기가 훨씬 긴 펜프로쿠몬 및 짧은 아세노쿠마롤에도 사용할 수 있다.

표 14. 치료 범위 밖의 INR의 경우 와파린 사용 방법

INR	주당 용량 조절
≤1.5	↑ 15%/주
1.6-1.9	↑ 10%/주
2-2.9	유지
3-3.9	↓ 10%/주
4-4.9	1회 용량 중단, 10%/주 감량하여 재시작
≥5	INR 2-3이 될 때까지 중단, 15%/주 감량하여 재시작

자주 적절한 INR 수준에서 벗어나는 환자에서는 추가적으로 와파린 투약의 위험 및 이득에 대한 교육이 필요하며 약물 복용의 준수, 음식-약제 및 약제-약제 간의 상호작용의 중요성을 알려주어야 한다. 전용 항응고 클리닉에서 치료를 받거나[407,408], 자가 모니터링, 자가 관리 등이 INR 조절을 향상시킬 수 있다.[409] 하지만 환자 선택이 중요한 요소이며 모든 환자에서 적합하지는 않다.

요약하면 와파린 치료 환자에서는 환자의 TTR을 적절하게 하기 위하여 노력을 해야 한다. 하지만 치료 범주에 있다고 해서 출혈을 완전히 예방하는 것은 아니다. 최근의 연구에서 비록 두개강 내 출혈이 INR이 3을 초과하면 증가하고, 4-5를 초과하면 명백하게 증가하지만 대부분의 발생은 치료 범주인 2-3 사이에 가장 많았다[410]. 따라서 INR을 2-3사이로 유지하는 것은 상대적으로 효과적이며 안전하지만 절대적은 아님을 염두에 두어야 한다.

Acknowledgement

자료 수집에 도움을 주신 한국 비엠에스 제약 채송화, 바이엘 코리아 최종원, 보령제약 이승연, 한국다이이찌산쿄 박원님께 감사를 드립니다.

REFERENCES

1. Kirchhof P, Benussi S, Kotecha D, Ahlsson A, Atar D, Casadei B, et al. 2016 ESC Guidelines for the management of atrial fibrillation developed in collaboration with EACTS. Europace : European pacing, arrhythmias, and cardiac electrophysiology : *journal of the working groups on cardiac pacing, arrhythmias, and cardiac cellular electrophysiology of the European Society of Cardiology.* 2016;18(11):1609-78.

2. Baumgartner H, Falk V, Bax JJ, De Bonis M, Hamm C, Holm PJ, et al. 2017 ESC/EACTS Guidelines for the management of valvular heart disease. *European heart journal.* 2017;38(36):2739-91.

3. Lip GYH, Collet JP, Caterina R, Fauchier L, Lane DA, Larsen TB, et al. Antithrombotic therapy in atrial fibrillation associated with valvular heart disease: a joint consensus document from the European Heart Rhythm Association (EHRA) and European Society of Cardiology Working Group on Thrombosis, endorsed by the ESC Working Group on Valvular Heart Disease, Cardiac Arrhythmia Society of Southern Africa (CASSA), Heart Rhythm Society (HRS), Asia Pacific Heart Rhythm Society (APHRS), South African Heart (SA Heart) Association and Sociedad Latinoamericana de Estimulacion Cardiaca y Electrofisiologia (SOLEACE). Europace : European pacing, arrhythmias, and cardiac electrophysiology : *journal of the working groups on cardiac pacing, arrhythmias, and cardiac cellular electrophysiology of the European Society of Cardiology.* 2017;19(11): 1757-8.

4. Avezum A, Lopes RD, Schulte PJ, Lanas F, Gersh BJ, Hanna M, et al. Apixaban in Comparison With Warfarin in Patients With Atrial Fibrillation and Valvular Heart Disease: Findings From the Apixaban for Reduction in Stroke and Other Thromboembolic Events in Atrial Fibrillation (ARISTOTLE) Trial. *Circulation.* 2015; 132(8):624-32.

5. Ezekowitz MD, Nagarakanti R, Noack H, Brueckmann M, Litherland C, Jacobs M, et al. Comparison of Dabigatran and Warfarin in Patients With Atrial Fibrillation and Valvular Heart Disease: The RE-LY Trial (Randomized Evaluation of Long-Term Anticoagulant Therapy). *Circulation.* 2016;134(8):589-98.

6. Breithardt G, Baumgartner H, Berkowitz SD, Hellkamp AS, Piccini JP, Stevens SR, et al. Clinical characteristics and outcomes with rivaroxaban vs. warfarin in

patients with non-valvular atrial fibrillation but underlying native mitral and aortic valve disease participating in the ROCKET AF trial. *European heart journal.* 2014;35(47):3377-85.

7. De Caterina R, Renda G, Carnicelli AP, Nordio F, Trevisan M, Mercuri MF, et al. Valvular Heart Disease Patients on Edoxaban or Warfarin in the ENGAGE AF-TIMI 48 Trial. *Journal of the American College of Cardiology.* 2017;69(11): 1372-82.
8. Pan KL, Singer DE, Ovbiagele B, Wu YL, Ahmed MA, Lee M. Effects of Non-Vitamin K Antagonist Oral Anticoagulants Versus Warfarin in Patients With Atrial Fibrillation and Valvular Heart Disease: A Systematic Review and Meta-Analysis. *Journal of the American Heart Association.* 2017;6(7).
9. Renda G, Ricci F, Giugliano RP, De Caterina R. Non-Vitamin K Antagonist Oral Anticoagulants in Patients With Atrial Fibrillation and Valvular Heart Disease. *Journal of the American College of Cardiology.* 2017;69(11):1363-71.
10. Noseworthy PA, Yao X, Shah ND, Gersh BJ. Comparative effectiveness and safety of non-vitamin K antagonist oral anticoagulants versus warfarin in patients with atrial fibrillation and valvular heart disease. *International journal of cardiology.* 2016;209:181-3.
11. Barnes GD, Ageno W, Ansell J, Kaatz S. Recommendation on the nomenclature for oral anticoagulants: communication from the SSC of the ISTH: reply. *Journal of thrombosis and haemostasis* : JTH. 2015;13(11):2132-3.
12. Noseworthy PA, Yao X, Shah ND, Gersh BJ. Stroke and Bleeding Risks in NOAC- and Warfarin-Treated Patients With Hypertrophic Cardiomyopathy and Atrial Fibrillation. *Journal of the American College of Cardiology.* 2016;67(25):3020-1.
13. Dominguez F, Climent V, Zorio E, Ripoll-Vera T, Salazar-Mendiguchia J, Garcia-Pinilla JM, et al. Direct oral anticoagulants in patients with hypertrophic cardiomyopathy and atrial fibrillation. *International journal of cardiology.* 2017; 248:232-8.
14. van Diepen S, Hellkamp AS, Patel MR, Becker RC, Breithardt G, Hacke W, et al. Efficacy and safety of rivaroxaban in patients with heart failure and nonvalvular atrial fibrillation: insights from ROCKET AF. *Circulation Heart failure.* 2013;6(4): 740-7.
15. McMurray JJ, Ezekowitz JA, Lewis BS, Gersh BJ, van Diepen S, Amerena J, et

al. Left ventricular systolic dysfunction, heart failure, and the risk of stroke and systemic embolism in patients with atrial fibrillation: insights from the ARISTOTLE trial. Circulation Heart failure. 2013;6(3):451-60.

16. Magnani G, Giugliano RP, Ruff CT, Murphy SA, Nordio F, Metra M, et al. Efficacy and safety of edoxaban compared with warfarin in patients with atrial fibrillation and heart failure: insights from ENGAGE AF-TIMI 48. *European journal of heart failure.* 2016;18(9):1153-61.

17. Kirchhof P, Benussi S, Kotecha D, Ahlsson A, Atar D, Casadei B, et al. 2016 ESC Guidelines for the management of atrial fibrillation developed in collaboration with EACTS. *European heart journal.* 2016;37(38):2893-962.

18. Lane DA, Aguinaga L, Blomström-Lundqvist C, Boriani G, Dan G-A, Hills MT, et al. Cardiac tachyarrhythmias and patient values and preferences for their management: the European Heart Rhythm Association (EHRA) consensus document endorsed by the Heart Rhythm Society (HRS), Asia Pacific Heart Rhythm Society (APHRS), and Sociedad Latinoamericana de Estimulacion Cardiaca y Electrofisiologia (SOLEACE). *Ep Europace.* 2015;17(12):1747-69.

19. Heidbuchel H, Berti D, Campos M, Desteghe L, Freixo AP, Nunes AR, et al. Implementation of non-vitamin K antagonist oral anticoagulants in daily practice: the need for comprehensive education for professionals and patients. *Thrombosis journal.* 2015;13(1):22.

20. Lee JM, Joung B, Cha M-J, Lee JH, Lim WH, Kim T-H, et al. 2018 KHRS Guidelines for Stroke Prevention Therapy in Korean Patients with Nonvalvular Atrial Fibrillation. *The Korean Journal of Medicine.* 2018;93(2):87-109.

21. Patel MR, Mahaffey KW, Garg J, Pan G, Singer DE, Hacke W, et al. Rivaroxaban versus warfarin in nonvalvular atrial fibrillation. *New England Journal of Medicine.* 2011;365(10):883-91.

22. Granger CB, Alexander JH, McMurray JJ, Lopes RD, Hylek EM, Hanna M, et al. Apixaban versus warfarin in patients with atrial fibrillation. *New England Journal of Medicine.* 2011;365(11):981-92.

23. Connolly SJ, Ezekowitz MD, Yusuf S, Eikelboom J, Oldgren J, Parekh A, et al. Dabigatran versus warfarin in patients with atrial fibrillation. *New England Journal of Medicine.* 2009;361(12):1139-51.

24. Giugliano RP, Ruff CT, Braunwald E, Murphy SA, Wiviott SD, Halperin JL, et al. Edoxaban versus warfarin in patients with atrial fibrillation. *New England Journal of Medicine.* 2013;369(22):2093-104.

25. Lee KH, Joung B, Lee S-R, Hwang YM, Park J, Baek YS, et al. 2018 KHRS Expert Consensus Recommendation for Oral Anticoagulants Choice and Appropriate Doses: Specific Situation and High Risk Patients. *The Korean Journal of Medicine.* 2018;93(2):110-32.

26. Valgimigli M, Bueno H, Byrne RA, Collet J-P, Costa F, Jeppsson A, et al. 2017 ESC focused update on dual antiplatelet therapy in coronary artery disease developed in collaboration with EACTS. *European journal of cardio-thoracic surgery.* 2017;53(1):34-78.

27. Ibanez B, James S, Agewall S, Antunes MJ, Bucciarelli-Ducci C, Bueno H, et al. 2017 ESC Guidelines for the management of acute myocardial infarction in patients presenting with ST-segment elevation: The Task Force for the management of acute myocardial infarction in patients presenting with ST-segment elevation of the European Society of Cardiology (ESC). *European heart journal.* 2017;39(2):119-77.

28. Scarpignato C, Gatta L, Zullo A, Blandizzi C. Effective and safe proton pump inhibitor therapy in acid-related diseases–A position paper addressing benefits and potential harms of acid suppression. *BMC medicine.* 2016;14(1):179.

29. Ray WA, Chung CP, Murray KT, Smalley WE, Daugherty JR, Dupont WD, et al. Association of proton pump inhibitors with reduced risk of warfarin-related serious upper gastrointestinal bleeding. *Gastroenterology.* 2016;151(6):1105-12. e10.

30. Di Minno A, Spadarella G, Spadarella E, Tremoli E, Di Minno G. Gastrointestinal bleeding in patients receiving oral anticoagulation: current treatment and pharmacological perspectives. *Thrombosis research.* 2015;136(6):1074-81.

31. Chan EW, Lau WC, Leung WK, Mok MT, He Y, Tong TS, et al. Prevention of dabigatran-related gastrointestinal bleeding with gastroprotective agents: a population-based study. *Gastroenterology.* 2015;149(3):586-95. e3.

32. Shields A, Lip GY. Choosing the right drug to fit the patient when selecting oral anticoagulation for stroke prevention in atrial fibrillation. *Journal of internal medicine.* 2015;278(1):1-18.

33. Okumura K, Hori M, Tanahashi N, John Camm A. Special considerations for therapeutic choice of non–vitamin K antagonist oral anticoagulants for Japanese patients with nonvalvular atrial fibrillation. *Clinical cardiology.* 2017;40(2):126-31.

34. Diener H-C, Aisenberg J, Ansell J, Atar D, Breithardt G, Eikelboom J, et al. Choosing a particular oral anticoagulant and dose for stroke prevention in

individual patients with non-valvular atrial fibrillation: part 2. *European heart journal.* 2016;38(12):860-8.

35. Diener H-C, Aisenberg J, Ansell J, Atar D, Breithardt G, Eikelboom J, et al. Choosing a particular oral anticoagulant and dose for stroke prevention in individual patients with non-valvular atrial fibrillation: part 1. *European heart journal.* 2016;38(12):852-9.

36. A Lane D, V Barker R, YH Lip G. Best practice for atrial fibrillation patient education. *Current pharmaceutical design.* 2015;21(5):533-43.

37. Lane DA, Wood K. Patient Guide for Taking the Non–Vitamin K Antagonist Oral Anticoagulants for Atrial Fibrillation. *Circulation.* 2015;131(16):e412-e5.

38. Camm AJ, Accetta G, Ambrosio G, Atar D, Bassand J-P, Berge E, et al. Evolving antithrombotic treatment patterns for patients with newly diagnosed atrial fibrillation. *Heart.* 2016:heartjnl-2016-309832.

39. Huisman MV, Rothman KJ, Paquette M, Teutsch C, Diener H-C, Dubner SJ, et al. The changing landscape for stroke prevention in AF: findings from the GLORIA-AF Registry Phase 2. *Journal of the American College of Cardiology.* 2017;69(7):777-85.

40. Steffel J, Giugliano RP, Braunwald E, Murphy SA, Mercuri M, Choi Y, et al. Edoxaban Versus Warfarin in Atrial Fibrillation Patients at Risk of Falling: ENGAGE AF–TIMI 48 Analysis. *Journal of the American College of Cardiology.* 2016;68(11):1169-78.

41. Romero-Ortuno R, Walsh CD, Lawlor BA, Kenny RA. A frailty instrument for primary care: findings from the Survey of Health, Ageing and Retirement in Europe (SHARE). *BMC geriatrics.* 2010;10(1):57.

42. Chao T-F, Lip GY, Liu C-J, Lin Y-J, Chang S-L, Lo L-W, et al. Relationship of aging and incident comorbidities to stroke risk in patients with atrial fibrillation. *Journal of the American College of Cardiology.* 2018;71(2):122-32.

43. Lip GY, Skjøth F, Nielsen PB, Kjældgaard JN, Larsen TB. The HAS-BLED, ATRIA, and ORBIT bleeding scores in atrial fibrillation patients using non-vitamin K antagonist oral anticoagulants. *The American journal of medicine.* 2018;131(5): 574. e13-. e27.

44. Guo Y, Zhu H, Chen Y, Lip GY. Comparing bleeding risk assessment focused on modifiable risk factors only versus validated bleeding risk scores in atrial fibrillation. *The American journal of medicine.* 2018;131(2):185-92.

45. Esteve-Pastor MA, Rivera-Caravaca JM, Shantsila A, Roldán V, Lip GY, Marín F. Assessing bleeding risk in atrial fibrillation patients: comparing a bleeding risk score based only on modifiable bleeding risk factors against the HAS-BLED Score. The AMADEUS trial. *Thrombosis and haemostasis.* 2017;117(12):2261-6.

46. Chao TF, Lip GYH, Lin YJ, Chang SL, Lo LW, Hu YF, et al. Major bleeding and intracranial hemorrhage risk prediction in patients with atrial fibrillation: Attention to modifiable bleeding risk factors or use of a bleeding risk stratification score? A nationwide cohort study. *International journal of cardiology.* 2018;254:157-61.

47. O'Brien EC, Simon DN, Thomas LE, Hylek EM, Gersh BJ, Ansell JE, et al. The ORBIT bleeding score: a simple bedside score to assess bleeding risk in atrial fibrillation. *European heart journal.* 2015;36(46):3258-64.

48. Lip GY, Lane DA. Bleeding risk assessment in atrial fibrillation: observations on the use and misuse of bleeding risk scores. *Journal of thrombosis and haemostasis : JTH.* 2016;14(9):1711-4.

49. Raparelli V, Proietti M, Cangemi R, Lip GY, Lane DA, Basili S. Adherence to oral anticoagulant therapy in patients with atrial fibrillation. Focus on non-vitamin K antagonist oral anticoagulants. *Thromb Haemost.* 2017;117(2):209-18.

50. Labovitz DL, Shafner L, Reyes Gil M, Virmani D, Hanina A. Using Artificial Intelligence to Reduce the Risk of Nonadherence in Patients on Anticoagulation Therapy. *Stroke.* 2017;48(5):1416-9.

51. Beyer-Westendorf J, Ehlken B, Evers T. Real-world persistence and adherence to oral anticoagulation for stroke risk reduction in patients with atrial fibrillation. *Europace.* 2016;18(8):1150-7.

52. Shore S, Carey EP, Turakhia MP, Jackevicius CA, Cunningham F, Pilote L, et al. Adherence to dabigatran therapy and longitudinal patient outcomes: insights from the veterans health administration. *Am Heart J.* 2014;167(6):810-7.

53. Gorst-Rasmussen A, Skjoth F, Larsen TB, Rasmussen LH, Lip GY, Lane DA. Dabigatran adherence in atrial fibrillation patients during the first year after diagnosis: a nationwide cohort study. *Journal of thrombosis and haemostasis : JTH.* 2015;13(4):495-504.

54. McHorney CA, Crivera C, Laliberte F, Nelson WW, Germain G, Bookhart B, et al. Adherence to non-vitamin-K-antagonist oral anticoagulant medications based on the Pharmacy Quality Alliance measure. *Current medical research and opinion.* 2015;31(12):2167-73.

55. Crivera C, Nelson WW, Bookhart B, Martin S, Germain G, Laliberte F, et al. Pharmacy quality alliance measure: adherence to non-warfarin oral anticoagulant medications. *Current medical research and opinion.* 2015;31(10):1889-95.

56. Coleman CI, Tangirala M, Evers T. Medication adherence to rivaroxaban and dabigatran for stroke prevention in patients with non-valvular atrial fibrillation in the United States. *International journal of cardiology.* 2016;212:171-3.

57. McHorney CA, Peterson ED, Laliberte F, Germain G, Nelson WW, Crivera C, et al. Comparison of Adherence to Rivaroxaban Versus Apixaban Among Patients With Atrial Fibrillation. *Clinical therapeutics.* 2016;38(11):2477-88.

58. Brown JD, Shewale AR, Talbert JC. Adherence to Rivaroxaban, Dabigatran, and Apixaban for Stroke Prevention in Incident, Treatment-Naive Nonvalvular Atrial Fibrillation. *Journal of managed care & specialty pharmacy.* 2016;22(11):1319-29.

59. Zhou M, Chang HY, Segal JB, Alexander GC, Singh S. Adherence to a Novel Oral Anticoagulant Among Patients with Atrial Fibrillation. *Journal of managed care & specialty pharmacy.* 2015;21(11):1054-62.

60. Manzoor BS, Lee TA, Sharp LK, Walton SM, Galanter WL, Nutescu EA. Real-World Adherence and Persistence with Direct Oral Anticoagulants in Adults with Atrial Fibrillation. *Pharmacotherapy.* 2017;37(10):1221-30.

61. Cutler TW, Chuang A, Huynh TD, Witt RG, Branch J, Pon T, et al. A retrospective descriptive analysis of patient adherence to dabigatran at a large academic medical center. *Journal of managed care & specialty pharmacy.* 2014;20(10):1028-34.

62. Graham DJ, Reichman ME, Wernecke M, Zhang R, Southworth MR, Levenson M, et al. Cardiovascular, bleeding, and mortality risks in elderly Medicare patients treated with dabigatran or warfarin for nonvalvular atrial fibrillation. *Circulation.* 2015;131(2):157-64.

63. Larsen TB, Rasmussen LH, Skjoth F, Due KM, Callreus T, Rosenzweig M, et al. Efficacy and safety of dabigatran etexilate and warfarin in "real-world" patients with atrial fibrillation: a prospective nationwide cohort study. *J Am Coll Cardiol.* 2013;61(22):2264-73.

64. Lip GY, Keshishian A, Kamble S, Pan X, Mardekian J, Horblyuk R, et al. Real-world comparison of major bleeding risk among non-valvular atrial fibrillation patients initiated on apixaban, dabigatran, rivaroxaban, or warfarin. A propensity score matched analysis. *Thromb Haemost.* 2016;116(5):975-86.

65. Adeboyeje G, Sylwestrzak G, Barron JJ, White J, Rosenberg A, Abarca J, et al. Major Bleeding Risk During Anticoagulation with Warfarin, Dabigatran, Apixaban, or Rivaroxaban in Patients with Nonvalvular Atrial Fibrillation. *Journal of managed care & specialty pharmacy.* 2017;23(9):968-78.

66. Bai Y, Deng H, Shantsila A, Lip GY. Rivaroxaban Versus Dabigatran or Warfarin in Real-World Studies of Stroke Prevention in Atrial Fibrillation: Systematic Review and Meta-Analysis. *Stroke.* 2017;48(4):970-6.

67. Hernandez I, Zhang Y, Saba S. Comparison of the Effectiveness and Safety of Apixaban, Dabigatran, Rivaroxaban, and Warfarin in Newly Diagnosed Atrial Fibrillation. *The American journal of cardiology.* 2017;120(10):1813-9.

68. Bai Y, Shi XB, Ma CS, Lip GYH. Meta-Analysis of Effectiveness and Safety of Oral Anticoagulants in Atrial Fibrillation With Focus on Apixaban. *The American journal of cardiology.* 2017;120(9):1689-95.

69. Staerk L, Fosbol EL, Lip GYH, Lamberts M, Bonde AN, Torp-Pedersen C, et al. Ischaemic and haemorrhagic stroke associated with non-vitamin K antagonist oral anticoagulants and warfarin use in patients with atrial fibrillation: a nationwide cohort study. *European heart journal.* 2017;38(12):907-15.

70. Beyer-Westendorf J, Camm AJ, Coleman CI, Tamayo S. Rivaroxaban real-world evidence: Validating safety and effectiveness in clinical practice. *Thromb Haemost.* 2016;116(Suppl. 2):S13-s23.

71. Potpara TS, Lip GY. Postapproval Observational Studies of Non-Vitamin K Antagonist Oral Anticoagulants in Atrial Fibrillation. *Jama.* 2017;317(11):1115-6.

72. Friberg L, Oldgren J. Efficacy and safety of non-vitamin K antagonist oral anti-coagulants compared with warfarin in patients with atrial fibrillation. *Open heart.* 2017;4(2):e000682.

73. Ntaios G, Papavasileiou V, Makaritsis K, Vemmos K, Michel P, Lip GYH. Real-World Setting Comparison of Nonvitamin-K Antagonist Oral Anticoagulants Versus Vitamin-K Antagonists for Stroke Prevention in Atrial Fibrillation: A Systematic Review and Meta-Analysis. *Stroke.* 2017;48(9):2494-503.

74. Larsen TB, Skjoth F, Nielsen PB, Kjaeldgaard JN, Lip GY. Comparative effectiveness and safety of non-vitamin K antagonist oral anticoagulants and warfarin in patients with atrial fibrillation: propensity weighted nationwide cohort study. *BMJ (Clinical research ed).* 2016;353:i3189.

75. Halvorsen S, Ghanima W, Fride Tvete I, Hoxmark C, Falck P, Solli O, et al. A

nationwide registry study to compare bleeding rates in patients with atrial fibrillation being prescribed oral anticoagulants. *European heart journal Cardiovascular pharmacotherapy.* 2017;3(1):28-36.

76. Nielsen PB, Skjoth F, Sogaard M, Kjaeldgaard JN, Lip GY, Larsen TB. Effectiveness and safety of reduced dose non-vitamin K antagonist oral anticoagulants and warfarin in patients with atrial fibrillation: propensity weighted nationwide cohort study. *BMJ (Clinical research ed).* 2017;356:j510.

77. Hohnloser SH, Basic E, Nabauer M. Comparative risk of major bleeding with new oral anticoagulants (NOACs) and phenprocoumon in patients with atrial fibrillation: a post-marketing surveillance study. Clinical research in cardiology : *official journal of the German Cardiac Society.* 2017;106(8):618-28.

78. Lamberts M, Staerk L, Olesen JB, Fosbol EL, Hansen ML, Harboe L, et al. Major Bleeding Complications and Persistence With Oral Anticoagulation in Non-Valvular Atrial Fibrillation: Contemporary Findings in Real-Life Danish Patients. *Journal of the American Heart Association.* 2017;6(2).

79. Coleman CI, Antz M. Real-world evidence with apixaban for stroke prevention in patients with nonvalvular atrial fibrillation in Germany: a retrospective study (REASSESS). *Internal and emergency medicine.* 2017;12(3):419-22.

80. Li XS, Deitelzweig S, Keshishian A, Hamilton M, Horblyuk R, Gupta K, et al. Effectiveness and safety of apixaban versus warfarin in non-valvular atrial fibrillation patients in "real-world" clinical practice. A propensity-matched analysis of 76,940 patients. *Thromb Haemost.* 2017;117(6):1072-82.

81. Deitelzweig S, Farmer C, Luo X, Li X, Vo L, Mardekian J, et al. Comparison of major bleeding risk in patients with non-valvular atrial fibrillation receiving direct oral anticoagulants in the real-world setting: a network meta-analysis. *Current medical research and opinion.* 2018;34(3):487-98.

82. Obamiro KO, Chalmers L, Bereznicki LR. A Summary of the Literature Evaluating Adherence and Persistence with Oral Anticoagulants in Atrial Fibrillation. American journal of cardiovascular drugs : *drugs, devices, and other interventions.* 2016;16(5):349-63.

83. Martinez C, Katholing A, Wallenhorst C, Freedman SB. Therapy persistence in newly diagnosed non-valvular atrial fibrillation treated with warfarin or NOAC. A cohort study. *Thromb Haemost.* 2016;115(1):31-9.

84. Nelson WW, Song X, Coleman CI, Thomson E, Smith DM, Damaraju CV, et al. Medication persistence and discontinuation of rivaroxaban versus warfarin

among patients with non-valvular atrial fibrillation. *Current medical research and opinion.* 2014;30(12):2461-9.

85. Laliberte F, Cloutier M, Nelson WW, Coleman CI, Pilon D, Olson WH, et al. Real-world comparative effectiveness and safety of rivaroxaban and warfarin in nonvalvular atrial fibrillation patients. *Current medical research and opinion.* 2014;30(7):1317-25.

86. Zalesak M, Siu K, Francis K, Yu C, Alvrtsyan H, Rao Y, et al. Higher persistence in newly diagnosed nonvalvular atrial fibrillation patients treated with dabigatran versus warfarin. *Circulation Cardiovascular quality and outcomes.* 2013;6(5): 567-74.

87. Beyer-Westendorf J, Forster K, Ebertz F, Gelbricht V, Schreier T, Gobelt M, et al. Drug persistence with rivaroxaban therapy in atrial fibrillation patients-results from the Dresden non-interventional oral anticoagulation registry. *Europace.* 2015;17(4):530-8.

88. Jackevicius CA, Tsadok MA, Essebag V, Atzema C, Eisenberg MJ, Tu JV, et al. Early non-persistence with dabigatran and rivaroxaban in patients with atrial fibrillation. *Heart.* 2017;103(17):1331-8.

89. Paquette M, Riou Franca L, Teutsch C, Diener HC, Lu S, Dubner SJ, et al. Persistence With Dabigatran Therapy at 2 Years in Patients With Atrial Fibrillation. *J Am Coll Cardiol.* 2017;70(13):1573-83.

90. Lane DA, Barker RV, Lip GY. Best practice for atrial fibrillation patient education. *Curr Pharm Des.* 2015;21(5):533-43.

91. Lane DA, Wood K. Cardiology patient page. Patient guide for taking the non-vitamin K antagonist oral anticoagulants for atrial fibrillation. *Circulation.* 2015;131(16):e412-5.

92. Desteghe L, Engelhard L, Raymaekers Z, Kluts K, Vijgen J, Dilling-Boer D, et al. Knowledge gaps in patients with atrial fibrillation revealed by a new validated knowledge questionnaire. *International journal of cardiology.* 2016;223:906-14.

93. Vinereanu D, Lopes RD, Bahit MC, Xavier D, Jiang J, Al-Khalidi HR, et al. A multifaceted intervention to improve treatment with oral anticoagulants in atrial fibrillation (IMPACT-AF): an international, cluster-randomised trial. *Lancet (London, England).* 2017;390(10104):1737-46.

94. Shore S, Ho PM, Lambert-Kerzner A, Glorioso TJ, Carey EP, Cunningham F, et al. Site-level variation in and practices associated with dabigatran adherence.

Jama. 2015;313(14):1443-50.

95. Guo Y, Chen Y, Lane DA, Liu L, Wang Y, Lip GYH. Mobile Health Technology for Atrial Fibrillation Management Integrating Decision Support, Education, and Patient Involvement: mAF App Trial. *Am J Med.* 2017;130(12):1388-96.e6.

96. Bae JP, Dobesh PP, Klepser DG, Anderson JD, Zagar AJ, McCollam PL, et al. Adherence and dosing frequency of common medications for cardiovascular patients. *The American journal of managed care.* 2012;18(3):139-46.

97. Weeda ER, Coleman CI, McHorney CA, Crivera C, Schein JR, Sobieraj DM. Impact of once- or twice-daily dosing frequency on adherence to chronic cardiovascular disease medications: A meta-regression analysis. *International journal of cardiology.* 2016;216:104-9.

98. Laliberte F, Nelson WW, Lefebvre P, Schein JR, Rondeau-Leclaire J, Duh MS. Impact of daily dosing frequency on adherence to chronic medications among nonvalvular atrial fibrillation patients. *Advances in therapy.* 2012;29(8): 675-90.

99. Coleman CI, Roberts MS, Sobieraj DM, Lee S, Alam T, Kaur R. Effect of dosing frequency on chronic cardiovascular disease medication adherence. *Current medical research and opinion.* 2012;28(5):669-80.

100. Sorensen R, Jamie Nielsen B, Langtved Pallisgaard J, Ji-Young Lee C, Torp-Pedersen C. Adherence with oral anticoagulation in non-valvular atrial fibrillation: a comparison of vitamin K antagonists and non-vitamin K antagonists. *European heart journal Cardiovascular pharmacotherapy.* 2017;3(3):151-6.

101. Forslund T, Wettermark B, Hjemdahl P. Comparison of treatment persistence with different oral anticoagulants in patients with atrial fibrillation. *European journal of clinical pharmacology.* 2016;72(3):329-38.

102. Andrade JG, Krahn AD, Skanes AC, Purdham D, Ciaccia A, Connors S. Values and Preferences of Physicians and Patients With Nonvalvular Atrial Fibrillation Who Receive Oral Anticoagulation Therapy for Stroke Prevention. *The Canadian journal of cardiology.* 2016;32(6):747-53.

103. Noseworthy PA, Yao X, Abraham NS, Sangaralingham LR, McBane RD, Shah ND. Direct Comparison of Dabigatran, Rivaroxaban, and Apixaban for Effectiveness and Safety in Nonvalvular Atrial Fibrillation. *Chest.* 2016;150(6):1302-12.

104. Al-Khalili F, Lindstrom C, Benson L. The safety and persistence of non-vitamin-K-antagonist oral anticoagulants in atrial fibrillation patients treated in a well

structured atrial fibrillation clinic. *Current medical research and opinion.* 2016; 32(4):779-85.

105. Osterberg L, Blaschke T. Adherence to medication. The *New England journal of medicine.* 2005;353(5):487-97.

106. Deshpande CG, Kogut S, Willey C. Real-World Health Care Costs Based on Medication Adherence and Risk of Stroke and Bleeding in Patients Treated with Novel Anticoagulant Therapy. *Journal of managed care & specialty pharmacy.* 2018;24(5):430-9.

107. Vrijens B, Heidbuchel H. Non-vitamin K antagonist oral anticoagulants: considerations on once- vs. twice-daily regimens and their potential impact on medication adherence. *Europace.* 2015;17(4):514-23.

108. Kreutz R, Persson PB, Kubitza D, Thelen K, Heitmeier S, Schwers S, et al. Dissociation between the pharmacokinetics and pharmacodynamics of once-daily rivaroxaban and twice-daily apixaban: a randomized crossover study. *Journal of thrombosis and haemostasis : JTH.* 2017;15(10):2017-28.

109. Desteghe L, Vijgen J, Koopman P, Dilling-Boer D, Schurmans J, Dendale P, et al. Telemonitoring-based feedback improves adherence to non-vitamin K antagonist oral anticoagulants intake in patients with atrial fibrillation. *European heart journal.* 2018;39(16):1394-403.

110. Ruff CT, Giugliano RP, Braunwald E, Mercuri M, Curt V, Betcher J, et al. Transition of patients from blinded study drug to open-label anticoagulation: the ENGAGE AF–TIMI 48 trial. *Journal of the American College of Cardiology.* 2014;64(6):576-84.

111. Patel MR, Hellkamp AS, Lokhnygina Y, Piccini JP, Zhang Z, Mohanty S, et al. Outcomes of discontinuing rivaroxaban compared with warfarin in patients with nonvalvular atrial fibrillation: analysis from the ROCKET AF trial (Rivaroxaban Once-Daily, Oral, Direct Factor Xa Inhibition Compared With Vitamin K Antagonism for Prevention of Stroke and Embolism Trial in Atrial Fibrillation). *Journal of the American College of Cardiology.* 2013;61(6):651-8.

112. Granger CB, Lopes RD, Hanna M, Ansell J, Hylek EM, Alexander JH, et al. Clinical events after transitioning from apixaban versus warfarin to warfarin at the end of the Apixaban for Reduction in Stroke and Other Thromboembolic Events in Atrial Fibrillation (ARISTOTLE) trial. *American heart journal.* 2015; 169(1):25-30.

113. Gnoth MJ, Buetehorn U, Muenster U, Schwarz T, Sandmann S. In vitro and in

vivo P-glycoprotein transport characteristics of rivaroxaban. *J Pharmacol Exp Ther.* 2011;338(1):372-80.

114. Mueck W, Kubitza D, Becka M. Co-administration of rivaroxaban with drugs that share its elimination pathways: pharmacokinetic effects in healthy subjects. *Br J Clin Pharmacol.* 2013;76(3):455-66.

115. Wang L, Zhang D, Raghavan N, Yao M, Ma L, Frost CE, et al. In vitro assessment of metabolic drug-drug interaction potential of apixaban through cytochrome P450 phenotyping, inhibition, and induction studies. *Drug Metab Dispos.* 2010;38(3):448-58.

116. Kirchhof P, Benussi S, Kotecha D, Ahlsson A, Atar D, Casadei B, et al. 2016 ESC Guidelines for the management of atrial fibrillation developed in collaboration with EACTS. *European heart journal.* 2016;37(38):2893-962.

117. LaHaye SA, Gibbens SL, Ball DG, Day AG, Olesen JB, Skanes AC. A clinical decision aid for the selection of antithrombotic therapy for the prevention of stroke due to atrial fibrillation. *European heart journal.* 2012;33(17):2163-71.

118. Reilly PA, Lehr T, Haertter S, Connolly SJ, Yusuf S, Eikelboom JW, et al. The effect of dabigatran plasma concentrations and patient characteristics on the frequency of ischemic stroke and major bleeding in atrial fibrillation patients: the RE-LY Trial (Randomized Evaluation of Long-Term Anticoagulation Therapy). *Journal of the American College of Cardiology.* 2014;63(4):321-8.

119. Ruff CT, Giugliano RP, Braunwald E, Morrow DA, Murphy SA, Kuder JF, et al. Association between edoxaban dose, concentration, anti-Factor Xa activity, and outcomes: an analysis of data from the randomised, double-blind ENGAGE AF-TIMI 48 trial. *Lancet.* 2015;385(9984):2288-95.

120. Lip GY, Clemens A, Noack H, Ferreira J, Connolly SJ, Yusuf S. Patient outcomes using the European label for dabigatran. A post-hoc analysis from the RE-LY database. *Thrombosis and haemostasis.* 2014;111(5):933-42.

121. Eikelboom JW, Wallentin L, Connolly SJ, Ezekowitz M, Healey JS, Oldgren J, et al. Risk of bleeding with 2 doses of dabigatran compared with warfarin in older and younger patients with atrial fibrillation: an analysis of the randomized evaluation of long-term anticoagulant therapy (RE-LY) trial. *Circulation.* 2011;123(21):2363-72.

122. Giugliano RP, Ruff CT, Braunwald E, Murphy SA, Wiviott SD, Halperin JL, et al. Edoxaban versus warfarin in patients with atrial fibrillation. *The New England journal of medicine.* 2013;369(22):2093-104.

123. Connolly SJ, Ezekowitz MD, Yusuf S, Eikelboom J, Oldgren J, Parekh A, et al. Dabigatran versus warfarin in patients with atrial fibrillation. *The New England journal of medicine.* 2009;361(12):1139-51.

124. Hori M, Matsumoto M, Tanahashi N, Momomura S, Uchiyama S, Goto S, et al. Rivaroxaban vs. warfarin in Japanese patients with atrial fibrillation - the J-ROCKET AF study. Circulation journal : official journal of the Japanese Circulation Society. 2012;76(9):2104-11.

125. Alexander JH, Andersson U, Lopes RD, Hijazi Z, Hohnloser SH, Ezekowitz JA, et al. Apixaban 5 mg Twice Daily and Clinical Outcomes in Patients With Atrial Fibrillation and Advanced Age, Low Body Weight, or High Creatinine: A Secondary Analysis of a Randomized Clinical Trial. *JAMA cardiology.* 2016;1(6): 673-81.

126. Blech S, Ebner T, Ludwig-Schwellinger E, Stangier J, Roth W. The metabolism and disposition of the oral direct thrombin inhibitor, dabigatran, in humans. *Drug Metab Dispos.* 2008;36(2):386-99.

127. Stangier J, Stahle H, Rathgen K, Fuhr R. Pharmacokinetics and pharmacodynamics of the direct oral thrombin inhibitor dabigatran in healthy elderly subjects. *Clin Pharmacokinet.* 2008;47(1):47-59.

128. Kubitza D, Becka M, Zuehlsdorf M, Mueck W. Effect of food, an antacid, and the H2 antagonist ranitidine on the absorption of BAY 59-7939 (rivaroxaban), an oral, direct factor Xa inhibitor, in healthy subjects. *Journal of clinical pharmacology.* 2006;46(5):549-58.

129. Mendell J, Tachibana M, Shi M, Kunitada S. Effects of food on the pharmacokinetics of edoxaban, an oral direct factor Xa inhibitor, in healthy volunteers. *Journal of clinical pharmacology.* 2011;51(5):687-94.

130. Upreti VV, Song Y, Wang J, Byon W, Boyd RA, Pursley JM, et al. Effect of famotidine on the pharmacokinetics of apixaban, an oral direct factor Xa inhibitor. *Clin Pharmacol.* 2013;5:59-66.

131. Song Y, Chang M, Suzuki A, Frost RJ, Kelly A, LaCreta F, et al. Evaluation of Crushed Tablet for Oral Administration and the Effect of Food on Apixaban Pharmacokinetics in Healthy Adults. *Clinical therapeutics.* 2016;38(7):1674-85 e1.

132. Duchin K, Duggal A, Atiee GJ, Kidokoro M, Takatani T, Shipitofsky NL, et al. An Open-Label Crossover Study of the Pharmacokinetics of the 60-mg Edoxaban Tablet Crushed and Administered Either by a Nasogastric Tube or

in Apple Puree in Healthy Adults. *Clin Pharmacokinet.* 2018;57(2):221-8.

133. Moore KT, Krook MA, Vaidyanathan S, Sarich TC, Damaraju CV, Fields LE. Rivaroxaban crushed tablet suspension characteristics and relative bioavailability in healthy adults when administered orally or via nasogastric tube. *Clinical pharmacology in drug development.* 2014;3(4):321-7.

134. Liesenfeld KH, Lehr T, Dansirikul C, Reilly PA, Connolly SJ, Ezekowitz MD, et al. Population pharmacokinetic analysis of the oral thrombin inhibitor dabigatran etexilate in patients with non-valvular atrial fibrillation from the RE-LY trial. *Journal of thrombosis and haemostasis : JTH.* 2011;9(11):2168-75.

135. Ruff CT, Giugliano RP, Antman EM, Crugnale SE, Bocanegra T, Mercuri M, et al. Evaluation of the novel factor Xa inhibitor edoxaban compared with warfarin in patients with atrial fibrillation: design and rationale for the Effective aNticoaGulation with factor xA next GEneration in Atrial Fibrillation-Thrombolysis In Myocardial Infarction study 48 (ENGAGE AF-TIMI 48). *American heart journal.* 2010;160(4):635-41.

136. Frost CE, Byon W, Song Y, Wang J, Schuster AE, Boyd RA, et al. Effect of ketoconazole and diltiazem on the pharmacokinetics of apixaban, an oral direct factor Xa inhibitor. *Br J Clin Pharmacol.* 2015;79(5):838-46.

137. Salazar DE, Mendell J, Kastrissios H, Green M, Carrothers TJ, Song S, et al. Modelling and simulation of edoxaban exposure and response relationships in patients with atrial fibrillation. *Thrombosis and haemostasis.* 2012;107(5):925-36.

138. Steffel J, Giugliano RP, Braunwald E, Murphy SA, Atar D, Heidbuchel H, et al. Edoxaban vs. warfarin in patients with atrial fibrillation on amiodarone: a subgroup analysis of the ENGAGE AF-TIMI 48 trial. *European heart journal.* 2015;36(33):2239-45.

139. Vranckx P, Valgimigli M, Heidbuchel H. The Significance of Drug-Drug and Drug-Food Interactions of Oral Anticoagulation. *Arrhythm Electrophysiol Rev.* 2018;7(1):55-61.

140. Godier A, Dincq AS, Martin AC, Radu A, Leblanc I, Antona M, et al. Predictors of pre-procedural concentrations of direct oral anticoagulants: a prospective multicentre study. *European heart journal.* 2017;38(31):2431-9.

141. Cannon CP, Bhatt DL, Oldgren J, Lip GYH, Ellis SG, Kimura T, et al. Dual Antithrombotic Therapy with Dabigatran after PCI in Atrial Fibrillation. *The New England journal of medicine.* 2017;377(16):1513-24.

142. Ruschitzka F, Meier PJ, Turina M, Luscher TF, Noll G. Acute heart transplant rejection due to Saint John's wort. *Lancet.* 2000;355(9203):548-9.

143. Dans AL, Connolly SJ, Wallentin L, Yang S, Nakamya J, Brueckmann M, et al. Concomitant use of antiplatelet therapy with dabigatran or warfarin in the Randomized Evaluation of Long-Term Anticoagulation Therapy (RE-LY) trial. *Circulation.* 2013;127(5):634-40.

144. Mega JL, Braunwald E, Wiviott SD, Bassand JP, Bhatt DL, Bode C, et al. Rivaroxaban in patients with a recent acute coronary syndrome. *The New England journal of medicine.* 2012;366(1):9-19.

145. Committee AS, Investigators, Alexander JH, Becker RC, Bhatt DL, Cools F, et al. Apixaban, an oral, direct, selective factor Xa inhibitor, in combination with antiplatelet therapy after acute coronary syndrome: results of the Apixaban for Prevention of Acute Ischemic and Safety Events (APPRAISE) trial. *Circulation.* 2009;119(22):2877-85.

146. Proietti M, Raparelli V, Olshansky B, Lip GY. Polypharmacy and major adverse events in atrial fibrillation: observations from the AFFIRM trial. Clinical research in cardiology : *official journal of the German Cardiac Society.* 2016; 105(5):412-20.

147. Piccini JP, Hellkamp AS, Washam JB, Becker RC, Breithardt G, Berkowitz SD, et al. Polypharmacy and the Efficacy and Safety of Rivaroxaban Versus Warfarin in the Prevention of Stroke in Patients With Nonvalvular Atrial Fibrillation. *Circulation.* 2016;133(4):352-60.

148. Jaspers Focks J, Brouwer MA, Wojdyla DM, Thomas L, Lopes RD, Washam JB, et al. Polypharmacy and effects of apixaban versus warfarin in patients with atrial fibrillation: post hoc analysis of the ARISTOTLE trial. *Bmj.* 2016;353:i2868.

149. Bansal N, Zelnick LR, Alonso A, Benjamin EJ, de Boer IH, Deo R, et al. eGFR and Albuminuria in Relation to Risk of Incident Atrial Fibrillation: A Meta-Analysis of the Jackson Heart Study, the Multi-Ethnic Study of Atherosclerosis, and the Cardiovascular Health Study. *Clinical journal of the American Society of Nephrology : CJASN.* 2017;12(9):1386-98.

150. Go AS, Fang MC, Udaltsova N, Chang Y, Pomernacki NK, Borowsky L, et al. Impact of proteinuria and glomerular filtration rate on risk of thromboembolism in atrial fibrillation: the anticoagulation and risk factors in atrial fibrillation (ATRIA) study. *Circulation.* 2009;119(10):1363-9.

151. Soliman EZ, Prineas RJ, Go AS, Xie D, Lash JP, Rahman M, et al. Chronic

kidney disease and prevalent atrial fibrillation: the Chronic Renal Insufficiency Cohort (CRIC). *American heart journal.* 2010;159(6):1102-7.

152. Watanabe H, Watanabe T, Sasaki S, Nagai K, Roden DM, Aizawa Y. Close bidirectional relationship between chronic kidney disease and atrial fibrillation: the Niigata preventive medicine study. *American heart journal.* 2009;158(4): 629-36.

153. Reinecke H, Brand E, Mesters R, Schabitz WR, Fisher M, Pavenstadt H, et al. Dilemmas in the management of atrial fibrillation in chronic kidney disease. *J Am Soc Nephrol.* 2009;20(4):705-11.

154. Steffel J, Hindricks G. Apixaban in renal insufficiency: successful navigation between the Scylla and Charybdis. *European heart journal.* 2012;33(22):2766-8.

155. Levey AS, Stevens LA, Schmid CH, Zhang YL, Castro AF, 3rd, Feldman HI, et al. A new equation to estimate glomerular filtration rate. *Annals of internal medicine.* 2009;150(9):604-12.

156. Lindner SM, Fordyce CB, Hellkamp AS, Lokhnygina Y, Piccini JP, Breithardt G, et al. Treatment Consistency Across Levels of Baseline Renal Function With Rivaroxaban or Warfarin: A ROCKET AF (Rivaroxaban Once-Daily, Oral, Direct Factor Xa Inhibition Compared With Vitamin K Antagonism for Prevention of Stroke and Embolism Trial in Atrial Fibrillation) Analysis. *Circulation.* 2017;135(10): 1001-3.

157. Fanikos J, Burnett AE, Mahan CE, Dobesh PP. Renal Function Considerations for Stroke Prevention in Atrial Fibrillation. *The American journal of medicine.* 2017;130(9):1015-23.

158. Bohula EA, Giugliano RP, Ruff CT, Kuder JF, Murphy SA, Antman EM, et al. Impact of Renal Function on Outcomes With Edoxaban in the ENGAGE AF-TIMI 48 Trial. *Circulation.* 2016;134(1):24-36.

159. Bonde AN, Lip GY, Kamper AL, Hansen PR, Lamberts M, Hommel K, et al. Net clinical benefit of antithrombotic therapy in patients with atrial fibrillation and chronic kidney disease: a nationwide observational cohort study. *Journal of the American College of Cardiology.* 2014;64(23):2471-82.

160. Friberg L, Benson L, Lip GY. Balancing stroke and bleeding risks in patients with atrial fibrillation and renal failure: the Swedish Atrial Fibrillation Cohort study. *European heart journal.* 2015;36(5):297-306.

161. Hart RG, Pearce LA, Asinger RW, Herzog CA. Warfarin in atrial fibrillation patients

with moderate chronic kidney disease. *Clinical journal of the American Society of Nephrology : CJASN.* 2011;6(11):2599-604.

162. Olesen JB, Lip GY, Kamper AL, Hommel K, Kober L, Lane DA, et al. Stroke and bleeding in atrial fibrillation with chronic kidney disease. *The New England journal of medicine.* 2012;367(7):625-35.

163. Fox KA, Piccini JP, Wojdyla D, Becker RC, Halperin JL, Nessel CC, et al. Prevention of stroke and systemic embolism with rivaroxaban compared with warfarin in patients with non-valvular atrial fibrillation and moderate renal impairment. *European heart journal.* 2011;32(19):2387-94.

164. Hijazi Z, Hohnloser SH, Andersson U, Alexander JH, Hanna M, Keltai M, et al. Efficacy and Safety of Apixaban Compared With Warfarin in Patients With Atrial Fibrillation in Relation to Renal Function Over Time: Insights From the ARISTOTLE Randomized Clinical Trial. *JAMA cardiology.* 2016;1(4):451-60.

165. Hijazi Z, Hohnloser SH, Oldgren J, Andersson U, Connolly SJ, Eikelboom JW, et al. Efficacy and safety of dabigatran compared with warfarin in relation to baseline renal function in patients with atrial fibrillation: a RE-LY (Randomized Evaluation of Long-term Anticoagulation Therapy) trial analysis. *Circulation.* 2014;129(9):961-70.

166. Hohnloser SH, Hijazi Z, Thomas L, Alexander JH, Amerena J, Hanna M, et al. Efficacy of apixaban when compared with warfarin in relation to renal function in patients with atrial fibrillation: insights from the ARISTOTLE trial. *European heart journal.* 2012;33(22):2821-30.

167. Yao X, Shah ND, Sangaralingham LR, Gersh BJ, Noseworthy PA. Non-Vitamin K Antagonist Oral Anticoagulant Dosing in Patients With Atrial Fibrillation and Renal Dysfunction. *Journal of the American College of Cardiology.* 2017;69(23): 2779-90.

168. Galloway PA, El-Damanawi R, Bardsley V, Pritchard NR, Fry AC, Ojha SK, et al. Vitamin K antagonists predispose to calciphylaxis in patients with end-stage renal disease. *Nephron.* 2015;129(3):197-201.

169. Hayashi M, Takamatsu I, Kanno Y, Yoshida T, Abe T, Sato Y, et al. A case-control study of calciphylaxis in Japanese end-stage renal disease patients. *Nephrol Dial Transplant.* 2012;27(4):1580-4.

170. Herzog CA, Asinger RW, Berger AK, Charytan DM, Diez J, Hart RG, et al. Cardiovascular disease in chronic kidney disease. A clinical update from Kidney Disease: Improving Global Outcomes (KDIGO). *Kidney Int.* 2011;80(6):572-86.

171. Chan KE, Edelman ER, Wenger JB, Thadhani RI, Maddux FW. Dabigatran and rivaroxaban use in atrial fibrillation patients on hemodialysis. *Circulation.* 2015; 131(11):972-9.

172. Mavrakanas TA, Samer CF, Nessim SJ, Frisch G, Lipman ML. Apixaban Pharmacokinetics at Steady State in Hemodialysis Patients. *J Am Soc Nephrol.* 2017;28(7):2241-8.

173. Siontis KC, Zhang X, Eckard A, Bhave N, Schaubel DE, He K, et al. Outcomes Associated with Apixaban Use in End-Stage Kidney Disease Patients with Atrial Fibrillation in the United States. *Circulation.* 2018.

174. De Vriese AS, Caluwe R, Bailleul E, De Bacquer D, Borrey D, Van Vlem B, et al. Dose-finding study of rivaroxaban in hemodialysis patients. American journal of kidney diseases : *the official journal of the National Kidney Foundation.* 2015;66(1):91-8.

175. Koretsune Y, Yamashita T, Kimura T, Fukuzawa M, Abe K, Yasaka M. Short-Term Safety and Plasma Concentrations of Edoxaban in Japanese Patients With Non-Valvular Atrial Fibrillation and Severe Renal Impairment. Circulation journal : *official journal of the Japanese Circulation Society.* 2015;79(7): 1486-95.

176. Khoury T, Ayman AR, Cohen J, Daher S, Shmuel C, Mizrahi M. The Complex Role of Anticoagulation in Cirrhosis: An Updated Review of Where We Are and Where We Are Going. *Digestion.* 2016;93(2):149-59.

177. Lauschke VM, Ingelman-Sundberg M. The Importance of Patient-Specific Factors for Hepatic Drug Response and Toxicity. *Int J Mol Sci.* 2016;17(10).

178. Efird LM, Mishkin DS, Berlowitz DR, Ash AS, Hylek EM, Ozonoff A, et al. Stratifying the risks of oral anticoagulation in patients with liver disease. Circulation Cardiovascular quality and outcomes. 2014;7(3):461-7.

179. Granger CB, Alexander JH, McMurray JJ, Lopes RD, Hylek EM, Hanna M, et al. Apixaban versus warfarin in patients with atrial fibrillation. *The New England journal of medicine.* 2011;365(11):981-92.

180. Patel MR, Mahaffey KW, Garg J, Pan G, Singer DE, Hacke W, et al. Rivaroxaban versus warfarin in nonvalvular atrial fibrillation. *The New England journal of medicine.* 2011;365(10):883-91.

181. Kubitza D, Roth A, Becka M, Alatrach A, Halabi A, Hinrichsen H, et al. Effect of hepatic impairment on the pharmacokinetics and pharmacodynamics of a

single dose of rivaroxaban, an oral, direct Factor Xa inhibitor. *Br J Clin Pharmacol.* 2013;76(1):89-98.

182. Keisu M, Andersson TB. Drug-induced liver injury in humans: the case of ximelagatran. *Handb Exp Pharmacol.* 2010(196):407-18.

183. Alonso A, MacLehose RF, Chen LY, Bengtson LG, Chamberlain AM, Norby FL, et al. Prospective study of oral anticoagulants and risk of liver injury in patients with atrial fibrillation. *Heart.* 2017;103(11):834-9.

184. Caldeira D, Barra M, Santos AT, de Abreu D, Pinto FJ, Ferreira JJ, et al. Risk of drug-induced liver injury with the new oral anticoagulants: systematic review and meta-analysis. *Heart.* 2014;100(7):550-6.

185. Ruff CT, Giugliano RP, Braunwald E, Hoffman EB, Deenadayalu N, Ezekowitz MD, et al. Comparison of the efficacy and safety of new oral anticoagulants with warfarin in patients with atrial fibrillation: a meta-analysis of randomised trials. *Lancet.* 2014;383(9921):955-62.

186. Pollack CV, Jr., Reilly PA, van Ryn J, Eikelboom JW, Glund S, Bernstein RA, et al. Idarucizumab for Dabigatran Reversal - Full Cohort Analysis. *The New England journal of medicine.* 2017;377(5):431-41.

187. Connolly SJ, Milling TJ, Jr., Eikelboom JW, Gibson CM, Curnutte JT, Gold A, et al. Andexanet Alfa for Acute Major Bleeding Associated with Factor Xa Inhibitors. *The New England journal of medicine.* 2016;375(12):1131-41.

188. Enriquez A, Lip GY, Baranchuk A. Anticoagulation reversal in the era of the non-vitamin K oral anticoagulants. Europace : European pacing, arrhythmias, and cardiac electrophysiology : *journal of the working groups on cardiac pacing, arrhythmias, and cardiac cellular electrophysiology of the European Society of Cardiology.* 2016;18(7):955-64.

189. Hylek EM, Held C, Alexander JH, Lopes RD, De Caterina R, Wojdyla DM, et al. Major bleeding in patients with atrial fibrillation receiving apixaban or warfarin: The ARISTOTLE Trial (Apixaban for Reduction in Stroke and Other Thromboembolic Events in Atrial Fibrillation): Predictors, Characteristics, and Clinical Outcomes. *Journal of the American College of Cardiology.* 2014;63(20): 2141-7.

190. Piccini JP, Garg J, Patel MR, Lokhnygina Y, Goodman SG, Becker RC, et al. Management of major bleeding events in patients treated with rivaroxaban vs. warfarin: results from the ROCKET AF trial. *European heart journal.* 2014; 35(28):1873-80.

191. Majeed A, Hwang HG, Connolly SJ, Eikelboom JW, Ezekowitz MD, Wallentin L, et al. Management and outcomes of major bleeding during treatment with dabigatran or warfarin. *Circulation.* 2013;128(21):2325-32.

192. Healey JS, Eikelboom J, Douketis J, Wallentin L, Oldgren J, Yang S, et al. Periprocedural bleeding and thromboembolic events with dabigatran compared with warfarin: results from the Randomized Evaluation of Long-Term Anticoagulation Therapy (RE-LY) randomized trial. *Circulation.* 2012;126(3):343-8.

193. Douketis JD, Spyropoulos AC, Anderson JM, Arnold DM, Bates SM, Blostein M, et al. The Perioperative Anticoagulant Use for Surgery Evaluation (PAUSE) Study for Patients on a Direct Oral Anticoagulant Who Need an Elective Surgery or Procedure: Design and Rationale. *Thrombosis and haemostasis.* 2017;117(12):2415-24.

194. Douketis JD, Spyropoulos AC, Kaatz S, Becker RC, Caprini JA, Dunn AS, et al. Perioperative Bridging Anticoagulation in Patients with Atrial Fibrillation. *The New England journal of medicine.* 2015;373(9):823-33.

195. Sivolella S, De Biagi M, Brunello G, Berengo M, Pengo V. Managing dentoalveolar surgical procedures in patients taking new oral anticoagulants. *Odontology.* 2015;103(3):258-63.

196. Johnston S. An evidence summary of the management of patients taking direct oral anticoagulants (DOACs) undergoing dental surgery. *Int J Oral Maxillofac Surg.* 2016;45(5):618-30.

197. Mauprivez C, Khonsari RH, Razouk O, Goudot P, Lesclous P, Descroix V. Management of dental extraction in patients undergoing anticoagulant oral direct treatment: a pilot study. *Oral Surg Oral Med Oral Pathol Oral Radiol.* 2016;122(5):e146-e55.

198. Patel JP, Woolcombe SA, Patel RK, Obisesan O, Roberts LN, Bryant C, et al. Managing direct oral anticoagulants in patients undergoing dentoalveolar surgery. *Br Dent J.* 2017;222(4):245-9.

199. Yagyuu T, Kawakami M, Ueyama Y, Imada M, Kurihara M, Matsusue Y, et al. Risks of postextraction bleeding after receiving direct oral anticoagulants or warfarin: a retrospective cohort study. *BMJ open.* 2017;7(8):e015952.

200. Miclotte I, Vanhaverbeke M, Agbaje JO, Legrand P, Vanassche T, Verhamme P, et al. Pragmatic approach to manage new oral anticoagulants in patients undergoing dental extractions: a prospective case-control study. *Clin Oral Investig.* 2017;21(7):2183-8.

201. Birnie DH, Healey JS, Wells GA, Verma A, Tang AS, Krahn AD, et al. Pacemaker or defibrillator surgery without interruption of anticoagulation. *The New England journal of medicine.* 2013;368(22):2084-93.

202. Narouze S, Benzon HT, Provenzano DA, Buvanendran A, De Andres J, Deer TR, et al. Interventional spine and pain procedures in patients on antiplatelet and anticoagulant medications: guidelines from the American Society of Regional Anesthesia and Pain Medicine, the European Society of Regional Anaesthesia and Pain Therapy, the American Academy of Pain Medicine, the International Neuromodulation Society, the North American Neuromodulation Society, and the World Institute of Pain. *Reg Anesth Pain Med.* 2015;40(3): 182-212.

203. Albaladejo P, Bonhomme F, Blais N, Collet JP, Faraoni D, Fontana P, et al. Management of direct oral anticoagulants in patients undergoing elective surgeries and invasive procedures: Updated guidelines from the French Working Group on Perioperative Hemostasis (GIHP) - September 2015. *Anaesth Crit Care Pain Med.* 2017;36(1):73-6.

204. Narouze S, Benzon HT, Provenzano D, Buvanendran A, De Andres J, Deer T, et al. Interventional Spine and Pain Procedures in Patients on Antiplatelet and Anticoagulant Medications (Second Edition): Guidelines From the American Society of Regional Anesthesia and Pain Medicine, the European Society of Regional Anaesthesia and Pain Therapy, the American Academy of Pain Medicine, the International Neuromodulation Society, the North American Neuromodulation Society, and the World Institute of Pain. *Reg Anesth Pain Med.* 2018;43(3):225-62.

205. Tripodi A. To measure or not to measure direct oral anticoagulants before surgery or invasive procedures: reply. Journal of thrombosis and haemostasis : *JTH.* 2016;14(12):2559-61.

206. Calkins H, Hindricks G, Cappato R, Kim YH, Saad EB, Aguinaga L, et al. 2017 HRS/EHRA/ECAS/APHRS/SOLAECE expert consensus statement on catheter and surgical ablation of atrial fibrillation: executive summary. *J Interv Card Electrophysiol.* 2017;50(1):1-55.

207. Haeusler KG, Kirchhof P, Endres M. Left atrial catheter ablation and ischemic stroke. *Stroke.* 2012;43(1):265-70.

208. Cappato R, Marchlinski FE, Hohnloser SH, Naccarelli GV, Xiang J, Wilber DJ, et al. Uninterrupted rivaroxaban vs. uninterrupted vitamin K antagonists for catheter

ablation in non-valvular atrial fibrillation. *European heart journal.* 2015;36(28): 1805-11.

209. Calkins H, Willems S, Gerstenfeld EP, Verma A, Schilling R, Hohnloser SH, et al. Uninterrupted Dabigatran versus Warfarin for Ablation in Atrial Fibrillation. *The New England journal of medicine.* 2017;376(17):1627-36.

210. Kirchhof P, Haeusler KG, Blank B, De Bono J, Callans D, Elvan A, et al. Apixaban in patients at risk of stroke undergoing atrial fibrillation ablation. *European* heart journal. 2018;39(32):2942-55.

211. Steffel J, Ruff CT, Hamershock RA, Murphy SA, Senior R, Roy D, et al. First experience with edoxaban and atrial fibrillation ablation - Insights from the ENGAGE AF-TIMI 48 trial. *International journal of cardiology.* 2017;244:192-5.

212. Kottmaier M, Bourier F, Pausch H, Reents T, Semmler V, Telishevska M, et al. Safety of Uninterrupted Periprocedural Edoxaban Versus Phenprocoumon for Patients Who Underwent Left Atrial Catheter Ablation Procedures. *The American journal of cardiology.* 2018;121(4):445-9.

213. Heidbuchel H, Verhamme P, Alings M, Antz M, Diener HC, Hacke W, et al. Updated European Heart Rhythm Association Practical Guide on the use of non-vitamin K antagonist anticoagulants in patients with non-valvular atrial fibrillation. Europace : European pacing, arrhythmias, and cardiac electrophysiology : *journal of the working groups on cardiac pacing, arrhythmias, and cardiac cellular electrophysiology of the European Society of Cardiology.* 2015;17(10):1467-507.

214. Torn M, Rosendaal FR. Oral anticoagulation in surgical procedures: risks and recommendations. *Br J Haematol.* 2003;123(4):676-82.

215. Bassiouny M, Saliba W, Rickard J, Shao M, Sey A, Diab M, et al. Use of dabigatran for periprocedural anticoagulation in patients undergoing catheter ablation for atrial fibrillation. *Circulation Arrhythmia and electrophysiology.* 2013;6(3):460-6.

216. Di Biase L, Lakkireddy D, Trivedi C, Deneke T, Martinek M, Mohanty S, et al. Feasibility and safety of uninterrupted periprocedural apixaban administration in patients undergoing radiofrequency catheter ablation for atrial fibrillation: Results from a multicenter study. *Heart rhythm.* 2015;12(6):1162-8.

217. Sticherling C, Marin F, Birnie D, Boriani G, Calkins H, Dan GA, et al. Antithrombotic management in patients undergoing electrophysiological procedures: a European Heart Rhythm Association (EHRA) position document endorsed by

the ESC Working Group Thrombosis, Heart Rhythm Society (HRS), and Asia Pacific Heart Rhythm Society (APHRS). Europace : European pacing, arrhythmias, and cardiac electrophysiology : *journal of the working groups on cardiac pacing, arrhythmias, and cardiac cellular electrophysiology of the European Society of Cardiology.* 2015;17(8):1197-214.

218. Majeed A, Agren A, Holmstrom M, Bruzelius M, Chaireti R, Odeberg J, et al. Management of rivaroxaban- or apixaban-associated major bleeding with prothrombin complex concentrates: a cohort study. *Blood.* 2017;130(15):1706-12.

219. Beyer-Westendorf J, Gelbricht V, Forster K, Ebertz F, Kohler C, Werth S, et al. Peri-interventional management of novel oral anticoagulants in daily care: results from the prospective Dresden NOAC registry. *European heart journal.* 2014;35(28):1888-96.

220. Kubitza D, Becka M, Roth A, Mueck W. Dose-escalation study of the pharmacokinetics and pharmacodynamics of rivaroxaban in healthy elderly subjects. *Current medical research and opinion.* 2008;24(10):2757-65.

221. Frost C, Wang J, Nepal S, Schuster A, Barrett YC, Mosqueda-Garcia R, et al. Apixaban, an oral, direct factor Xa inhibitor: single dose safety, pharmacokinetics, pharmacodynamics and food effect in healthy subjects. *Br J Clin Pharmacol.* 2013;75(2):476-87.

222. Huisman MV, Lip GY, Diener HC, Brueckmann M, van Ryn J, Clemens A. Dabigatran etexilate for stroke prevention in patients with atrial fibrillation: resolving uncertainties in routine practice. *Thrombosis and haemostasis.* 2012; 107(5):838-47.

223. Green R, Grierson R, Sitar DS, Tenenbein M. How long after drug ingestion is activated charcoal still effective? J Toxicol Clin Toxicol. 2001;39(6):601-5.

224. Peetermans M, Pollack C, Jr., Reilly P, Liesenborghs L, Jacquemin M, Levy JH, et al. Idarucizumab for dabigatran overdose. *Clin Toxicol (Phila).* 2016;54(8): 644-6.

225. Douxfils J, Ageno W, Samama CM, Lessire S, Ten Cate H, Verhamme P, et al. Laboratory testing in patients treated with direct oral anticoagulants: a practical guide for clinicians. *Journal of thrombosis and haemostasis : JTH.* 2018;16(2):209-19.

226. Douxfils J, Mullier F, Robert S, Chatelain C, Chatelain B, Dogne JM. Impact of dabigatran on a large panel of routine or specific coagulation assays. Laboratory recommendations for monitoring of dabigatran etexilate. *Thrombosis and*

haemostasis. 2012;107(5):985-97.

227. Douxfils J, Mullier F, Loosen C, Chatelain C, Chatelain B, Dogne JM. Assessment of the impact of rivaroxaban on coagulation assays: laboratory recommendations for the monitoring of rivaroxaban and review of the literature. *Thrombosis research.* 2012;130(6):956-66.

228. van Ryn J, Stangier J, Haertter S, Liesenfeld KH, Wienen W, Feuring M, et al. Dabigatran etexilate--a novel, reversible, oral direct thrombin inhibitor: interpretation of coagulation assays and reversal of anticoagulant activity. *Thrombosis and haemostasis.* 2010;103(6):1116-27.

229. van Ryn J, Baruch L, Clemens A. Interpretation of point-of-care INR results in patients treated with dabigatran. *The American journal of medicine.* 2012;125(4): 417-20.

230. Lindhoff-Last E, Samama MM, Ortel TL, Weitz JI, Spiro TE. Assays for measuring rivaroxaban: their suitability and limitations. *Ther Drug Monit.* 2010;32(6):673-9.

231. Mani H, Herth N, Kasper A, Wendt T, Schuettfort G, Weil Y, et al. Point-of-care coagulation testing for assessment of the pharmacodynamic anticoagulant effect of direct oral anticoagulant. *Ther Drug Monit.* 2014;36(5):624-31.

232. Kaess BM, Ammar S, Reents T, Dillier R, Lennerz C, Semmler V, et al. Comparison of safety of left atrial catheter ablation procedures for atrial arrhythmias under continuous anticoagulation with apixaban versus phenprocoumon. *The American journal of cardiology.* 2015;115(1):47-51.

233. Auer J, Huber K, Granger CB. Interruption of non-vitamin K antagonist anticoagulants in patients undergoing planned invasive procedures: how long is long enough? *European heart journal.* 2017;38(31):2440-3.

234. Gwyn JCV, Thomas MR, Kirchhof P. Triple antithrombotic therapy in patients with atrial fibrillation undergoing percutaneous coronary intervention: a viewpoint. *Eur Heart J Cardiovasc Pharmacother.* 2017;3(3):157-62.

235. Lopes RD, Li L, Granger CB, Wang TY, Foody JM, Funk M, et al. Atrial fibrillation and acute myocardial infarction: antithrombotic therapy and outcomes. *The American journal of medicine.* 2012;125(9):897-905.

236. Alexander JH, Lopes RD, Thomas L, Alings M, Atar D, Aylward P, et al. Apixaban vs. warfarin with concomitant aspirin in patients with atrial fibrillation: insights from the ARISTOTLE trial. *Eur Heart J.* 2014;35(4):224-32.

237. Dewilde WJ, Oirbans T, Verheugt FW, Kelder JC, De Smet BJ, Herrman JP, et

al. Use of clopidogrel with or without aspirin in patients taking oral anticoagulant therapy and undergoing percutaneous coronary intervention: an open-label, randomised, controlled trial. *Lancet.* 2013;381(9872):1107-15.

238. Rubboli A, Saia F, Sciahbasi A, Leone AM, Palmieri C, Bacchi-Reggiani ML, et al. Twelve-month outcome of patients with an established indication for oral anticoagulation undergoing coronary artery stenting and stratified by the baseline risk of bleeding: Insights from the Warfarin and Coronary Stenting (War-Stent) Registry. *Cardiovasc Revasc Med.* 2017;18(6):425-30.

239. Sra S, Tan MK, Mehta SR, Fisher HN, Dery JP, Welsh RC, et al. Ischemic and bleeding events in patients with myocardial infarction undergoing percutaneous coronary intervention who require oral anticoagulation: Insights from the Canadian observational AntiPlatelet sTudy. *Am Heart J.* 2016;180:82-9.

240. Lopes RD, Rao M, Simon DN, Thomas L, Ansell J, Fonarow GC, et al. Triple vs Dual Antithrombotic Therapy in Patients with Atrial Fibrillation and Coronary Artery Disease. *Am J Med.* 2016;129(6):592-9 e1.

241. Investigators AWGotA, Connolly S, Pogue J, Hart R, Pfeffer M, Hohnloser S, et al. Clopidogrel plus aspirin versus oral anticoagulation for atrial fibrillation in the Atrial fibrillation Clopidogrel Trial with Irbesartan for prevention of Vascular Events (ACTIVE W): a randomised controlled trial. *Lancet.* 2006;367(9526): 1903-12.

242. Ibanez B, James S, Agewall S, Antunes MJ, Bucciarelli-Ducci C, Bueno H, et al. 2017 ESC Guidelines for the management of acute myocardial infarction in patients presenting with ST-segment elevation: The Task Force for the management of acute myocardial infarction in patients presenting with ST-segment elevation of the European Society of Cardiology (ESC). *Eur Heart J.* 2018;39(2): 119-77.

243. Valgimigli M, Bueno H, Byrne RA, Collet JP, Costa F, Jeppsson A, et al. 2017 ESC focused update on dual antiplatelet therapy in coronary artery disease developed in collaboration with EACTS: The Task Force for dual antiplatelet therapy in coronary artery disease of the European Society of Cardiology (ESC) and of the European Association for Cardio-Thoracic Surgery (EACTS). *Eur Heart J.* 2018;39(3):213-60.

244. Piccini JP, Jones WS. Triple Therapy for Atrial Fibrillation after PCI. *N Engl J Med.* 2017;377(16):1580-2.

245. Vranckx P, Lewalter T, Valgimigli M, Tijssen JG, Reimitz PE, Eckardt L, et al.

Evaluation of the safety and efficacy of an edoxaban-based antithrombotic regimen in patients with atrial fibrillation following successful percutaneous coronary intervention (PCI) with stent placement: Rationale and design of the ENTRUST-AF PCI trial. *Am Heart J.* 2018;196:105-12.

246. Ferguson JJ, Califf RM, Antman EM, Cohen M, Grines CL, Goodman S, et al. Enoxaparin vs unfractionated heparin in high-risk patients with non-ST-segment elevation acute coronary syndromes managed with an intended early invasive strategy: primary results of the SYNERGY randomized trial. *JAMA.* 2004;292(1): 45-54.

247. Valgimigli M, Gagnor A, Calabro P, Frigoli E, Leonardi S, Zaro T, et al. Radial versus femoral access in patients with acute coronary syndromes undergoing invasive management: a randomised multicentre trial. *Lancet.* 2015;385(9986): 2465-76.

248. Lip GY, Windecker S, Huber K, Kirchhof P, Marin F, Ten Berg JM, et al. Management of antithrombotic therapy in atrial fibrillation patients presenting with acute coronary syndrome and/or undergoing percutaneous coronary or valve interventions: a joint consensus document of the European Society of Cardiology Working Group on Thrombosis, European Heart Rhythm Association (EHRA), European Association of Percutaneous Cardiovascular Interventions (EAPCI) and European Association of Acute Cardiac Care (ACCA) endorsed by the Heart Rhythm Society (HRS) and Asia-Pacific Heart Rhythm Society (APHRS). *Eur Heart J.* 2014;35(45):3155-79.

249. Gibson CM, Mehran R, Bode C, Halperin J, Verheugt FW, Wildgoose P, et al. Prevention of Bleeding in Patients with Atrial Fibrillation Undergoing PCI. *N Engl J Med.* 2016;375(25):2423-34.

250. Povsic TJ, Roe MT, Ohman EM, Steg PG, James S, Plotnikov A, et al. A randomized trial to compare the safety of rivaroxaban vs aspirin in addition to either clopidogrel or ticagrelor in acute coronary syndrome: The design of the GEMINI-ACS-1 phase II study. *Am Heart J.* 2016;174:120-8.

251. Lamberts M, Olesen JB, Ruwald MH, Hansen CM, Karasoy D, Kristensen SL, et al. Bleeding after initiation of multiple antithrombotic drugs, including triple therapy, in atrial fibrillation patients following myocardial infarction and coronary intervention: a nationwide cohort study. *Circulation.* 2012;126(10): 1185-93.

252. Windecker S, Neumann FJ, Juni P, Sousa-Uva M, Falk V. Considerations for the

choice between coronary artery bypass grafting and percutaneous coronary intervention as revascularization strategies in major categories of patients with stable multivessel coronary artery disease: an accompanying article of the task force of the 2018 ESC/EACTS guidelines on myocardial revascularization. *Eur Heart J.* 2018.

253. Kirchhof P, Benussi S, Kotecha D, Ahlsson A, Atar D, Casadei B, et al. 2016 ESC Guidelines for the management of atrial fibrillation developed in collaboration with EACTS. *European heart journal.* 2016;37(38):2893-962.

254. January CT, Wann LS, Alpert JS, Calkins H, Cigarroa JE, Cleveland JC, Jr., et al. 2014 AHA/ACC/HRS guideline for the management of patients with atrial fibrillation: a report of the American College of Cardiology/American Heart Association Task Force on practice guidelines and the Heart Rhythm Society. *Circulation.* 2014;130(23):e199-267.

255. Connolly SJ, Ezekowitz MD, Yusuf S, Eikelboom J, Oldgren J, Parekh A, et al. Dabigatran versus warfarin in patients with atrial fibrillation. *The New England journal of medicine.* 2009;361(12):1139-51.

256. Patel MR, Mahaffey KW, Garg J, Pan G, Singer DE, Hacke W, et al. Rivaroxaban versus warfarin in nonvalvular atrial fibrillation. *The New England journal of medicine.* 2011;365(10):883-91.

257. Granger CB, Alexander JH, McMurray JJ, Lopes RD, Hylek EM, Hanna M, et al. Apixaban versus warfarin in patients with atrial fibrillation. The New England journal of medicine. 2011;365(11):981-92.

258. Cappato R, Ezekowitz MD, Klein AL, Camm AJ, Ma CS, Le Heuzey JY, et al. Rivaroxaban vs. vitamin K antagonists for cardioversion in atrial fibrillation. European heart journal. 2014;35(47):3346-55.

259. Goette A, Merino JL, Ezekowitz MD, Zamoryakhin D, Melino M, Jin J, et al. Edoxaban versus enoxaparin–warfarin in patients undergoing cardioversion of atrial fibrillation (ENSURE-AF): a randomised, open-label, phase 3b trial. The Lancet. 2016;388(10055):1995-2003.

260. Ezekowitz MD, Pollack JCV, Halperin JL, England RD, VanPelt Nguyen S, Spahr J, et al. Apixaban compared to heparin/vitamin K antagonist in patients with atrial fibrillation scheduled for cardioversion: the EMANATE trial. European heart journal. 2018:ehy148-ehy.

261. McCready JW, Nunn L, Lambiase PD, Ahsan SY, Segal OR, Rowland E, et al. Incidence of left atrial thrombus prior to atrial fibrillation ablation: is pre-

procedural transoesophageal echocardiography mandatory? Europace. 2010;12(7):927-32.

262. Puwanant S, Varr BC, Shrestha K, Hussain SK, Tang WW, Gabriel RS, et al. Role of the CHADS2Score in the evaluation of thromboembolic risk in patients with atrial fibrillation undergoing transesophageal echocardiography before pulmonary vein isolation. *Journal of the American College of Cardiology.* 2009;54(22):2032-9.

263. Scherr D, Dalal D, Chilukuri K, Dong J, Spragg D, Henrikson CA, et al. Incidence and predictors of left atrial thrombus prior to catheter ablation of atrial fibrillation. *Journal of cardiovascular electrophysiology.* 2009;20(4):379-84.

264. Hansen ML, Jepsen RMH, Olesen JB, Ruwald MH, Karasoy D, Gislason GH, et al. Thromboembolic risk in 16 274 atrial fibrillation patients undergoing direct current cardioversion with and without oral anticoagulant therapy. *EP Europace.* 2014;17(1):18-23.

265. Gronberg T, Hartikainen JE, Nuotio I, Biancari F, Ylitalo A, Airaksinen KE. Anticoagulation, CHA2DS2VASc Score, and Thromboembolic Risk of Cardioversion of Acute Atrial Fibrillation (from the FinCV Study). *The American journal of cardiology.* 2016;117(8):1294-8.

266. Nuotio I, Hartikainen JE, Grönberg T, Biancari F, Airaksinen KJ. Time to cardioversion for acute atrial fibrillation and thromboembolic complications. *Jama.* 2014;312(6):647-9.

267. Flaker G, Lopes RD, Al-Khatib SM, Hermosillo AG, Hohnloser SH, Tinga B, et al. Efficacy and safety of apixaban in patients after cardioversion for atrial fibrillation: insights from the ARISTOTLE Trial (Apixaban for Reduction in Stroke and Other Thromboembolic Events in Atrial Fibrillation). *Journal of the American College of Cardiology.* 2014;63(11):1082-7.

268. Piccini JP, Stevens SR, Lokhnygina Y, Patel MR, Halperin JL, Singer DE, et al. Outcomes after cardioversion and atrial fibrillation ablation in patients treated with rivaroxaban and warfarin in the ROCKET AF trial. *Journal of the American College of Cardiology.* 2013;61(19):1998-2006.

269. Lip GY, Hammerstingl C, Marin F, Cappato R, Meng IL, Kirsch B, et al. Left atrial thrombus resolution in atrial fibrillation or flutter: Results of a prospective study with rivaroxaban (X-TRA) and a retrospective observational registry providing baseline data (CLOT-AF). *American heart journal.* 2016;178:126-34.

270. Purrucker JC, Haas K, Rizos T, Khan S, Poli S, Kraft P, et al. Coagulation Testing

in Acute Ischemic Stroke Patients Taking Non–Vitamin K Antagonist Oral Anticoagulants. *Stroke.* 2017;48(1):152-8.

271. Powers WJ, Rabinstein AA, Ackerson T, Adeoye OM, Bambakidis NC, Becker K, et al. 2018 guidelines for the early management of patients with acute ischemic stroke: a guideline for healthcare professionals from the American Heart Association/American Stroke Association. *Stroke.* 2018;49(3):e46-e99.

272. Tse D, Young L, Ranta A, Barber P, editors. Intravenous alteplase and endovascular clot retrieval following reversal of dabigatran with idarucizumab. INTERNATIONAL JOURNAL OF STROKE; 2017: SAGE PUBLICATIONS LTD 1 OLIVERS YARD, 55 CITY ROAD, LONDON EC1Y 1SP, ENGLAND.

273. Kermer P, Eschenfelder CC, Diener H-C, Grond M, Abdalla Y, Althaus K, et al. Antagonizing dabigatran by idarucizumab in cases of ischemic stroke or intracranial hemorrhage in Germany–A national case collection. *International Journal of Stroke.* 2017;12(4):383-91.

274. Seiffge DJ, Traenka C, Polymeris AA, Thilemann S, Wagner B, Hert L, et al. Intravenous thrombolysis in patients with stroke taking rivaroxaban using drug specific plasma levels: experience with a standard operation procedure in clinical practice. *Journal of stroke.* 2017;19(3):347.

275. Williams DO, Borer J, Braunwald E, Chesebro JH, Cohen LS, Dalen J, et al. Intravenous recombinant tissue-type plasminogen activator in patients with acute myocardial infarction: a report from the NHLBI thrombolysis in myocardial infarction trial. *Circulation.* 1986;73(2):338-46.

276. Purrucker JC, Haas K, Rizos T, Khan S, Poli S, Kraft P, et al. Coagulation Testing in Acute Ischemic Stroke Patients Taking Non-Vitamin K Antagonist Oral Anticoagulants. *Stroke.* 2017;48(1):152-8.

277. Ebner M, Birschmann I, Peter A, Hartig F, Spencer C, Kuhn J, et al. Emergency Coagulation Assessment During Treatment With Direct Oral Anticoagulants: Limitations and Solutions. *Stroke.* 2017;48(9):2457-63.

278. Ebner M, Birschmann I, Peter A, Spencer C, Hartig F, Kuhn J, et al. Point-of-care testing for emergency assessment of coagulation in patients treated with direct oral anticoagulants. *Critical care (London, England).* 2017;21(1):32.

279. Drouet L, Bal dit Sollier C, Steiner T, Purrucker J. Measuring non-vitamin K antagonist oral anticoagulant levels: when is it appropriate and which methods should be used? *International Journal of Stroke.* 2016;11(7):748-58.

280. Saver J, Goyal M, van der Lugt A, Menon B, Majoie C, Dippel D, et al. HERMES Collaborators, 2016. Time to Treatment With Endovascular Thrombectomy and Outcomes From Ischemic Stroke: A Meta-analysis. *JAMA*.316:1279-88.

281. Nogueira RG, Jadhav AP, Haussen DC, Bonafe A, Budzik RF, Bhuva P, et al. Thrombectomy 6 to 24 hours after stroke with a mismatch between deficit and infarct. *New England Journal of Medicine*. 2018;378(1):11-21.

282. Albers GW, Marks MP, Kemp S, Christensen S, Tsai JP, Ortega-Gutierrez S, et al. Thrombectomy for stroke at 6 to 16 hours with selection by perfusion imaging. *New England Journal of Medicine*. 2018;378(8):708-18.

283. Wahlgren N, Moreira T, Michel P, Steiner T, Jansen O, Cognard C, et al. Mechanical thrombectomy in acute ischemic stroke: Consensus statement by ESO-Karolinska Stroke Update 2014/2015, supported by ESO, ESMINT, ESNR and EAN. *International Journal of Stroke*. 2016;11(1):134-47.

284. Purrucker JC, Wolf M, Haas K, Rizos T, Khan S, Dziewas R, et al. Safety of Endovascular Thrombectomy in Patients Receiving Non–Vitamin K Antagonist Oral Anticoagulants. *Stroke*. 2016;47(4):1127-30.

285. Hankey GJ. Intracranial hemorrhage and novel anticoagulants for atrial fibrillation: what have we learned? *Current cardiology reports*. 2014;16(5):480.

286. Lopes RD, Guimarães PO, Kolls BJ, Wojdyla DM, Bushnell CD, Hanna M, et al. Intracranial hemorrhage in patients with atrial fibrillation receiving anticoagulation therapy. Blood. 2017:blood-2016-08-731638.

287. Wilson D, Seiffge DJ, Traenka C, Basir G, Purrucker JC, Rizos T, et al. Outcome of intracerebral hemorrhage associated with different oral anticoagulants. *Neurology*. 2017;88(18):1693-700.

288. Inohara T, Xian Y, Liang L, Matsouaka RA, Saver JL, Smith EE, et al. Association of Intracerebral Hemorrhage Among Patients Taking Non–Vitamin K Antagonist vs Vitamin K Antagonist Oral Anticoagulants With In-Hospital Mortality. *Jama*. 2018;319(5):463-73.

289. Hemphill III JC, Greenberg SM, Anderson CS, Becker K, Bendok BR, Cushman M, et al. Guidelines for the management of spontaneous intracerebral hemorrhage: a guideline for healthcare professionals from the American Heart Association/American Stroke Association. Stroke. 2015;46(7):2032-60.

290. Kuramatsu JB, Gerner ST, Schellinger PD, Glahn J, Endres M, Sobesky J, et al. Anticoagulant reversal, blood pressure levels, and anticoagulant resumption in

patients with anticoagulation-related intracerebral hemorrhage. *Jama.* 2015; 313(8): 824-36.

291. Gerner ST, Kuramatsu JB, Sembill JA, Sprügel MI, Endres M, Haeusler KG, et al. Association of prothrombin complex concentrate administration and hematoma enlargement in non–vitamin K antagonist oral anticoagulant–related intracerebral hemorrhage. *Annals of neurology.* 2018;83(1):186-96.

292. Nielsen PB, Skjøth F, Søgaard M, Kjældgaard JN, Lip GY, Larsen TB. Effectiveness and safety of reduced dose non-vitamin K antagonist oral anticoagulants and warfarin in patients with atrial fibrillation: propensity weighted nationwide cohort study. *Bmj.* 2017;356:j510.

293. Yao X, Shah ND, Sangaralingham LR, Gersh BJ, Noseworthy PA. Non–vitamin K antagonist oral anticoagulant dosing in patients with atrial fibrillation and renal dysfunction. *Journal of the American College of Cardiology.* 2017;69(23): 2779-90.

294. Paciaroni M, Agnelli G, Falocci N, Tsivgoulis G, Vadikolias K, Liantinioti C, et al. Early Recurrence and Major Bleeding in Patients With Acute Ischemic Stroke and Atrial Fibrillation Treated With Non–Vitamin-K Oral Anticoagulants (RAF-NOAC s) Study. *Journal of the American Heart Association.* 2017;6(12): e007034.

295. Ahmed N, Steiner T, Caso V, Wahlgren N, participants E-Ks. Recommendations from the ESO-karolinska stroke update conference, Stockholm 13–15 November 2016. *European stroke journal.* 2017;2(2):95-102.

296. Paciaroni M, Agnelli G, Falocci N, Caso V, Becattini C, Marcheselli S, et al. Early recurrence and cerebral bleeding in patients with acute ischemic stroke and atrial fibrillation: effect of anticoagulation and its timing: the RAF study. *Stroke.* 2015;46(8):2175-82.

297. Paciaroni M, Agnelli G, Micheli S, Caso V. Efficacy and safety of anticoagulant treatment in acute cardioembolic stroke: a meta-analysis of randomized controlled trials. *Stroke.* 2007;38(2):423-30.

298. Orrapin S, Rerkasem K. Carotid endarterectomy for symptomatic carotid stenosis. *The Cochrane database of systematic reviews.* 2017;6:Cd001081.

299. Nielsen PB, Larsen TB, Gorst-Rasmussen A, Skjøth F, Rasmussen LH, Lip GY. Intracranial hemorrhage and subsequent ischemic stroke in patients with atrial fibrillation: a nationwide cohort study. *Chest.* 2015;147(6):1651-8.

300. Korompoki E, Filippidis FT, Nielsen PB, Del Giudice A, Lip GYH, Kuramatsu JB, et al. Long-term antithrombotic treatment in intracranial hemorrhage survivors with atrial fibrillation. *Neurology.* 2017;89(7):687-96.

301. Banerjee G, Carare R, Cordonnier C, Greenberg SM, Schneider JA, Smith EE, et al. The increasing impact of cerebral amyloid angiopathy: essential new insights for clinical practice. *J Neurol Neurosurg Psychiatry.* 2017;88(11):982-94.

302. Biffi A, Kuramatsu JB, Leasure A, Kamel H, Kourkoulis C, Schwab K, et al. Oral anticoagulation and functional outcome after intracerebral hemorrhage. *Annals of neurology.* 2017;82(5):755-65.

303. Banerjee G, Carare R, Cordonnier C, Greenberg SM, Schneider JA, Smith EE, et al. The increasing impact of cerebral amyloid angiopathy: essential new insights for clinical practice. *J Neurol Neurosurg Psychiatry.* 2017:jnnp-2016-314697.

304. Rietbrock S, Heeley E, Plumb J, van Staa T. Chronic atrial fibrillation: Incidence, prevalence, and prediction of stroke using the Congestive heart failure, Hypertension, Age >75, Diabetes mellitus, and prior Stroke or transient ischemic attack (CHADS2) risk stratification scheme. *Am Heart J.* 2008;156(1):57-64.

305. Wolff A, Shantsila E, Lip GYH, Lane DA. Impact of advanced age on management and prognosis in atrial fibrillation: insights from a population-based study in general practice. *Age Ageing.* 2015;44(5):874-8.

306. Wolf PA, Abbott RD, Kannel WB. Atrial fibrillation as an independent risk factor for stroke: the Framingham Study. *Stroke.* 1991;22(8):983-8.

307. Fohtung RB, Novak E, Rich MW. Effect of New Oral Anticoagulants on Prescribing Practices for Atrial Fibrillation in Older Adults. *J Am Geriatr Soc.* 2017;65(11):2405-12.

308. Bai Y, Guo S-D, Deng H, Shantsila A, Fauchier L, Ma C-S, et al. Effectiveness and safety of oral anticoagulants in older patients with atrial fibrillation: a systematic review and meta-regression analysis. *Age Ageing.* 2018;47(1):9-17.

309. Fumagalli S, Potpara TS, Bjerregaard Larsen T, Haugaa KH, Dobreanu D, Proclemer A, et al. Frailty syndrome: an emerging clinical problem in the everyday management of clinical arrhythmias. The results of the European Heart Rhythm Association survey. *Europace.* 2017;19(11):1896-902.

310. Wehling M, Collins R, Gil VM, Hanon O, Hardt R, Hoffmeister M, et al. Appropriateness of Oral Anticoagulants for the Long-Term Treatment of Atrial Fibrillation in Older People: Results of an Evidence-Based Review and

International Consensus Validation Process (OAC-FORTA 2016). *Drugs Aging.* 2017;34(7):499-507.

311. Ruff CT, Giugliano RP, Braunwald E, Hoffman EB, Deenadayalu N, Ezekowitz MD, et al. Comparison of the efficacy and safety of new oral anticoagulants with warfarin in patients with atrial fibrillation: a meta-analysis of randomised trials. *The Lancet.* 2014;383(9921):955-62.

312. Kato ET, Giugliano RP, Ruff CT, Koretsune Y, Yamashita T, Kiss RG, et al. Efficacy and safety of edoxaban in elderly patients with atrial fibrillation in the ENGAGE AF–TIMI 48 trial. *Journal of the American Heart Association.* 2016;5(5):e003432.

313. Eikelboom JW, Wallentin L, Connolly SJ, Ezekowitz M, Healey JS, Oldgren J, et al. Risk of bleeding with 2 doses of dabigatran compared with warfarin in older and younger patients with atrial fibrillation: an analysis of the randomized evaluation of long-term anticoagulant therapy (RE-LY) trial. *Circulation.* 2011: CIRCULATIONAHA. 110.004747.

314. Halperin JL, Hankey GJ, Wojdyla DM, Piccini JP, Lokhnygina Y, Patel MR, et al. Efficacy and safety of rivaroxaban compared with warfarin among elderly patients with nonvalvular atrial fibrillation in the Rivaroxaban Once Daily, Oral, Direct Factor Xa Inhibition Compared With Vitamin K Antagonism for Prevention of Stroke and Embolism Trial in Atrial Fibrillation (ROCKET AF). *Circulation.* 2014;130(2):138-46.

315. Halvorsen S, Atar D, Yang H, De Caterina R, Erol C, Garcia D, et al. Efficacy and safety of apixaban compared with warfarin according to age for stroke prevention in atrial fibrillation: observations from the ARISTOTLE trial. *Eur Heart J.* 2014;35(28):1864-72.

316. Okumura K, Lip GYH, Akao M, Tanizawa K, Fukuzawa M, Abe K, et al. Edoxaban for the management of elderly Japanese patients with atrial fibrillation ineligible for standard oral anticoagulant therapies: Rationale and design of the ELDERCARE-AF study. *Am Heart J.* 2017;194:99-106.

317. Fried LP, Tangen CM, Walston J, Newman AB, Hirsch C, Gottdiener J, et al. Frailty in older adults: evidence for a phenotype. The Journals of Gerontology Series A: *Biological Sciences and Medical Sciences.* 2001;56(3):M146-M57.

318. Rockwood K, Song X, MacKnight C, Bergman H, Hogan DB, McDowell I, et al. A global clinical measure of fitness and frailty in elderly people. *CMAJ.* 2005;173(5):489-95.

319. Rockwood K, Stadnyk K, MacKnight C, McDowell I, Hébert R, Hogan DB. A

brief clinical instrument to classify frailty in elderly people. *The Lancet.* 1999; 353(9148):205-6.

320. Rubenstein LZ. Falls in older people: epidemiology, risk factors and strategies for prevention. *Age Ageing.* 2006;35 Suppl 2:ii37-ii41.

321. Hylek EM, D'Antonio J, Evans-Molina C, Shea C, Henault LE, Regan S. Translating the results of randomized trials into clinical practice: the challenge of warfarin candidacy among hospitalized elderly patients with atrial fibrillation. *Stroke.* 2006;37(4):1075-80.

322. Man-Son-Hing M, Nichol G, Lau A, Laupacis A. Choosing antithrombotic therapy for elderly patients with atrial fibrillation who are at risk for falls. *Arch Intern Med.* 1999;159(7):677-85.

323. Rao MP, Vinereanu D, Wojdyla DM, Alexander JH, Atar D, Hylek EM, et al. Clinical Outcomes and History of Fall in Patients with Atrial Fibrillation Treated with Oral Anticoagulation: Insights From the ARISTOTLE Trial. *Am J Med.* 2018;131(3):269-75.e2.

324. Martinez BK, Sood NA, Bunz TJ, Coleman CI. Effectiveness and Safety of Apixaban, Dabigatran, and Rivaroxaban Versus Warfarin in Frail Patients With Nonvalvular Atrial Fibrillation. *J Am Heart Assoc.* 2018;7(8).

325. Hanon O, Assayag P, Belmin J, Collet JP, Emeriau JP, Fauchier L, et al. Expert consensus of the French Society of Geriatrics and Gerontology and the French Society of Cardiology on the management of atrial fibrillation in elderly people. *Arch Cardiovasc Dis.* 2013;106(5):303-23.

326. Sherrington C, Whitney JC, Lord SR, Herbert RD, Cumming RG, Close JCT. Effective exercise for the prevention of falls: a systematic review and meta-analysis. *J Am Geriatr Soc.* 2008;56(12):2234-43.

327. Tricco AC, Thomas SM, Veroniki AA, Hamid JS, Cogo E, Strifler L, et al. Comparisons of Interventions for Preventing Falls in Older Adults: A Systematic Review and Meta-analysis. *JAMA.* 2017;318(17):1687-99.

328. Garcia-Ptacek S, Contreras Escamez B, Zupanic E, Religa D, von Koch L, Johnell K, et al. Prestroke Mobility and Dementia as Predictors of Stroke Outcomes in Patients Over 65 Years of Age: A Cohort Study From The Swedish Dementia and Stroke Registries. *J Am Med Dir Assoc.* 2018;19(2):154-61.

329. Friberg L, Rosenqvist M. Less dementia with oral anticoagulation in atrial fibrillation. *Eur Heart J.* 2018;39(6):453-60.

330. Dietzel J, Haeusler KG, Endres M. Does atrial fibrillation cause cognitive decline and dementia? *Europace.* 2018;20(3):408-19.

331. Desteghe L, Vijgen J, Koopman P, Dilling-Boer D, Schurmans J, Dendale P, et al. Telemonitoring-based feedback improves adherence to non-vitamin K antagonist oral anticoagulants intake in patients with atrial fibrillation. *Eur Heart J.* 2018; 39(16):1394-403.

332. Organization WH. World Health Organization obesity and overweight fact sheet2016 2016.

333. Wang TJ, Parise H, Levy D, D'Agostino RB, Wolf PA, Vasan RS, et al. Obesity and the risk of new-onset atrial fibrillation. *JAMA.* 2004;292(20):2471-7.

334. Lavie CJ, Pandey A, Lau DH, Alpert MA, Sanders P. Obesity and Atrial Fibrillation Prevalence, Pathogenesis, and Prognosis: Effects of Weight Loss and Exercise. *J Am Coll Cardiol.* 2017;70(16):2022-35.

335. Sivasambu B, Balouch MA, Zghaib T, Bajwa RJ, Chrispin J, Berger RD, et al. Increased rates of atrial fibrillation recurrence following pulmonary vein isolation in overweight and obese patients. *J Cardiovasc Electrophysiol.* 2018; 29(2):239-45.

336. Abed HS, Wittert GA, Leong DP, Shirazi MG, Bahrami B, Middeldorp ME, et al. Effect of weight reduction and cardiometabolic risk factor management on symptom burden and severity in patients with atrial fibrillation: a randomized clinical trial. *JAMA.* 2013;310(19):2050-60.

337. Chagnac A, Weinstein T, Korzets A, Ramadan E, Hirsch J, Gafter U. Glomerular hemodynamics in severe obesity. *American Journal of Physiology-Renal Physiology.* 2000;278(5):F817-F22.

338. Wallace JL, Reaves AB, Tolley EA, Oliphant CS, Hutchison L, Alabdan NA, et al. Comparison of initial warfarin response in obese patients versus non-obese patients. *J Thromb Thrombolysis.* 2013;36(1):96-101.

339. Stangier J, Stähle H, Rathgen K, Fuhr R. Pharmacokinetics and pharmacodynamics of the direct oral thrombin inhibitor dabigatran in healthy elderly subjects. *Clinical pharmacokinetics.* 2008;47(1):47-59.

340. Liesenfeld KH, Lehr T, Dansirikul C, Reilly P, Connolly S, Ezekowitz M, et al. Population pharmacokinetic analysis of the oral thrombin inhibitor dabigatran etexilate in patients with non-valvular atrial fibrillation from the RE-LY trial. *Journal of Thrombosis and Haemostasis.* 2011;9(11):2168-75.

341. Stangier J, Rathgen K, Stähle H, Gansser D, Roth W. The pharmacokinetics, pharmacodynamics and tolerability of dabigatran etexilate, a new oral direct thrombin inhibitor, in healthy male subjects. *Br J Clin Pharmacol.* 2007;64(3): 292-303.

342. Mueck W, Lensing AW, Agnelli G, Decousus H, Prandoni P, Misselwitz F. Rivaroxaban: population pharmacokinetic analyses in patients treated for acute deep-vein thrombosis and exposure simulations in patients with atrial fibrillation treated for stroke prevention. *Clin Pharmacokinet.* 2011;50(10):675-86.

343. Kubitza D, Becka M, Zuehlsdorf M, Mueck W. Body weight has limited influence on the safety, tolerability, pharmacokinetics, or pharmacodynamics of rivaroxaban (BAY 59-7939) in healthy subjects. *J Clin Pharmacol.* 2007;47(2):218-26.

344. Upreti VV, Wang J, Barrett YC, Byon W, Boyd RA, Pursley J, et al. Effect of extremes of body weight on the pharmacokinetics, pharmacodynamics, safety and tolerability of apixaban in healthy subjects. *Br J Clin Pharmacol.* 2013; 76(6):908-16.

345. Yin OQP, Tetsuya K, Miller R. Edoxaban population pharmacokinetics and exposure-response analysis in patients with non-valvular atrial fibrillation. *Eur J Clin Pharmacol.* 2014;70(11):1339-51.

346. Martin K, Beyer-Westendorf J, Davidson BL, Huisman MV, Sandset PM, Moll S. Use of the direct oral anticoagulants in obese patients: guidance from the SSC of the ISTH. *J Thromb Haemost.* 2016;14(6):1308-13.

347. Burnett AE, Mahan CE, Vazquez SR, Oertel LB, Garcia DA, Ansell J. Guidance for the practical management of the direct oral anticoagulants (DOACs) in VTE treatment. *J Thromb Thrombolysis.* 2016;41(1):206-32.

348. Breuer L, Ringwald J, Schwab S, Köhrmann M. Ischemic stroke in an obese patient receiving dabigatran. *N Engl J Med.* 2013;368(25):2440-2.

349. Safouris A, Demulder A, Triantafyllou N, Tsivgoulis G. Rivaroxaban presents a better pharmacokinetic profile than dabigatran in an obese non-diabetic stroke patient. *J Neurol Sci.* 2014;346(1-2):366-7.

350. Sandhu RK, Ezekowitz J, Andersson U, Alexander JH, Granger CB, Halvorsen S, et al. The 'obesity paradox' in atrial fibrillation: observations from the ARISTOTLE (Apixaban for Reduction in Stroke and Other Thromboembolic Events in Atrial Fibrillation) trial. *Eur Heart J.* 2016;37(38):2869-78.

351. Agnelli G, Buller HR, Cohen A, Curto M, Gallus AS, Johnson M, et al. Oral

apixaban for the treatment of acute venous thromboembolism. *N Engl J Med.* 2013;369(9):799-808.

352. Balla SR, Cyr DD, Lokhnygina Y, Becker RC, Berkowitz SD, Breithardt G, et al. Relation of Risk of Stroke in Patients With Atrial Fibrillation to Body Mass Index (from Patients Treated With Rivaroxaban and Warfarin in the Rivaroxaban Once Daily Oral Direct Factor Xa Inhibition Compared with Vitamin K Antagonism for Prevention of Stroke and Embolism Trial in Atrial Fibrillation Trial). *Am J Cardiol.* 2017;119(12):1989-96.

353. Giugliano RP, Ruff CT, Braunwald E, Murphy SA, Wiviott SD, Halperin JL, et al. Edoxaban versus warfarin in patients with atrial fibrillation. *N Engl J Med.* 2013;369(22):2093-104.

354. Buller HR, Decousus H, Grosso MA, Mercuri M, Middeldorp S, Prins MH, et al. Edoxaban versus warfarin for the treatment of symptomatic venous thromboembolism. *N Engl J Med.* 2013;369(15):1406-15.

355. Braekkan SK, van der Graaf Y, Visseren FLJ, Algra A. Obesity and risk of bleeding: the SMART study. *J Thromb Haemost.* 2016;14(1):65-72.

356. Connolly SJ, Ezekowitz MD, Yusuf S, Eikelboom J, Oldgren J, Parekh A, et al. Dabigatran versus warfarin in patients with atrial fibrillation. *N Engl J Med.* 2009;361(12):1139-51.

357. Lee C-H, Lin T-Y, Chang S-H, Chen C-H, Hsu Y-J, Hung K-C, et al. Body mass index is an independent predictor of major bleeding in non-valvular atrial fibrillation patients taking dabigatran. *Int J Cardiol.* 2017;228:771-8.

358. Patel MR, Mahaffey KW, Garg J, Pan G, Singer DE, Hacke W, et al. Rivaroxaban versus warfarin in nonvalvular atrial fibrillation. *N Engl J Med.* 2011;365(10):883-91.

359. De Caterina R, Lip GYH. The non-vitamin K antagonist oral anticoagulants (NOACs) and extremes of body weight-a systematic literature review. *Clin Res Cardiol.* 2017;106(8):565-72.

360. Van Eijkeren MA, Christiaens GC, Sixma JJ, Haspels AA. Menorrhagia: a review. *Obstet Gynecol Surv.* 1989;44(6):421-9.

361. Huq FY, Tvarkova K, Arafa A, Kadir RA. Menstrual problems and contraception in women of reproductive age receiving oral anticoagulation. *Contraception.* 2011;84(2):128-32.

362. De Crem N, Peerlinck K, Vanassche T, Vanheule K, Debaveye B, Middeldorp S,

et al. Abnormal uterine bleeding in VTE patients treated with rivaroxaban compared to vitamin K antagonists. *Thromb Res.* 2015;136(4):749-53.

363. Martinelli I, Lensing AW, Middeldorp S, Levi M, Beyer-Westendorf J, Van Bellen B, et al. Recurrent venous thromboembolism and abnormal uterine bleeding with anticoagulant and hormone therapy use. *Blood.* 2015:blood-2015-08-665927.

364. Brekelmans MP, Scheres LJ, Bleker SM, Hutten BA, Timmermans A, Buller HR, et al. Abnormal vaginal bleeding in women with venous thromboembolism treated with apixaban or warfarin. Thromb Haemost. 2017;117(4):809-15.

365. Scheres L, Brekelmans M, Ageno W, Ay C, Buller HR, Eichinger S, et al. Abnormal vaginal bleeding in women of reproductive age treated with edoxaban or warfarin for venous thromboembolism: a post hoc analysis of the Hokusai-VTE study. *BJOG.* 2018.

366. Beyer-Westendorf J, Michalski F, Tittl L, Hauswald-Dörschel S, Marten S. Management and outcomes of vaginal bleeding and heavy menstrual bleeding in women of reproductive age on direct oral anti-factor Xa inhibitor therapy: a case series. *Lancet Haematol.* 2016;3(10):e480-e8.

367. Rolden HJ, Maas AH, van der Wilt GJ, Grutters JP. Uncertainty on the effectiveness and safety of rivaroxaban in premenopausal women with atrial fibrillation: empirical evidence needed. *BMC cardiovascular disorders.* 2017; 17(1):260.

368. Tobenkin A, Mohamoud M, Munoz M, Waldron P, editors. Direct oral anticoagulants and menorrhagia in premenopausal women: data from the food and drug administration adverse event reporting system and US drug utilization2017 2017: WILEY 111 RIVER ST, HOBOKEN 07030-5774, NJ USA.

369. !!! INVALID CITATION !!!

370. Zhu W-G, Wan R, Din Y, Xu Z, Yang X, Hong K. Sex Differences in the Association Between Regular Physical Activity and Incident Atrial Fibrillation: A Meta-analysis of 13 Prospective Studies. *Clin Cardiol.* 2016;39(6):360-7.

371. Kwok CS, Anderson SG, Myint PK, Mamas MA, Loke YK. Physical activity and incidence of atrial fibrillation: a systematic review and meta-analysis. *Int J Cardiol.* 2014;177(2):467-76.

372. Caselli S, Vaquer Sequì A, Lemme E, Quattrini F, Milan A, D'Ascenzi F, et al. Prevalence and Management of Systemic Hypertension in Athletes. *Am J Cardiol.* 2017;119(10):1616-22.

373. Kirchhof P, Benussi S, Kotecha D, Ahlsson A, Atar D, Casadei B, et al. 2016 ESC Guidelines for the management of atrial fibrillation developed in collaboration with EACTS. *Europace.* 2016;18(11):1609-78.

374. Stefanidou M, Das RR, Beiser AS, Sundar B, Kelly-Hayes M, Kase CS, et al. Incidence of seizures following initial ischemic stroke in a community-based cohort: The Framingham Heart Study. Seizure. 2017;47:105-10.

375. Beghi E, D'Alessandro R, Beretta S, Consoli D, Crespi V, Delaj L, et al. Incidence and predictors of acute symptomatic seizures after stroke. Neurology. 2011; 77(20):1785-93.

376. Hesdorffer DC, Benn EK, Cascino GD, Hauser WA. Is a first acute symptomatic seizure epilepsy? Mortality and risk for recurrent seizure. *Epilepsia.* 2009;50(5): 1102-8.

377. Stöllberger C, Finsterer J. Interactions between non-vitamin K oral anticoagulants and antiepileptic drugs. Epilepsy research. 2016;126:98-101.

378. Hu YF, Liu CJ, Chang PM, Tsao HM, Lin YJ, Chang SL, et al. Incident thromboembolism and heart failure associated with new-onset atrial fibrillation in cancer patients. *International journal of cardiology.* 2013;165(2):355-7.

379. Onaitis M, D'Amico T, Zhao Y, O'Brien S, Harpole D. Risk factors for atrial fibrillation after lung cancer surgery: analysis of the Society of Thoracic Surgeons general thoracic surgery database. *The Annals of thoracic surgery.* 2010;90(2): 368-74.

380. Guglin M, Aljayeh M, Saiyad S, Ali R, Curtis AB. Introducing a new entity: chemotherapy-induced arrhythmia. Europace : European pacing, arrhythmias, and cardiac electrophysiology : journal of the working groups on cardiac pacing, arrhythmias, and cardiac cellular electrophysiology of the European Society of Cardiology. 2009;11(12):1579-86.

381. Farmakis D, Parissis J, Filippatos G. Insights into onco-cardiology: atrial fibrillation in cancer. *Journal of the American College of Cardiology.* 2014;63(10):945-53.

382. Horsted F, West J, Grainge MJ. Risk of venous thromboembolism in patients with cancer: a systematic review and meta-analysis. *PLoS medicine.* 2012;9(7): e1001275.

383. Caine GJ, Stonelake PS, Lip GY, Kehoe ST. The hypercoagulable state of malignancy: pathogenesis and current debate. *Neoplasia.* 2002;4(6):465-73.

384. Lenneman CG, Sawyer DB. Cardio-Oncology: An Update on Cardiotoxicity of

Cancer-Related Treatment. *Circ Res.* 2016;118(6):1008-20.

385. Raskob GE, van Es N, Verhamme P, Carrier M, Di Nisio M, Garcia D, et al. Edoxaban for the Treatment of Cancer-Associated Venous Thromboembolism. *The New England journal of medicine.* 2018;378(7):615-24.

386. Young AM, Marshall A, Thirlwall J, Chapman O, Lokare A, Hill C, et al. Comparison of an Oral Factor Xa Inhibitor With Low Molecular Weight Heparin in Patients With Cancer With Venous Thromboembolism: Results of a Randomized Trial (SELECT-D). *J Clin Oncol.* 2018;36(20):2017-23.

387. Posch F, Konigsbrugge O, Zielinski C, Pabinger I, Ay C. Treatment of venous thromboembolism in patients with cancer: A network meta-analysis comparing efficacy and safety of anticoagulants. *Thrombosis research.* 2015;136(3):582-9.

388. Brunetti ND, Gesuete E, De Gennaro L, Correale M, Caldarola P, Gaglione A, et al. Direct oral anti-coagulants compared with vitamin-K inhibitors and low-molecular-weight-heparin for the prevention of venous thromboembolism in patients with cancer: A meta-analysis study. *International journal of cardiology.* 2017;230:214-21.

389. Paciaroni M, Agnelli G, Micheli S, Caso V. Efficacy and safety of anticoagulant treatment in acute cardioembolic stroke: a meta-analysis of randomized controlled trials. *Stroke.* 2007;38(2):423-30.

390. Melloni C, Dunning A, Granger CB, Thomas L, Khouri MG, Garcia DA, et al. Efficacy and Safety of Apixaban Versus Warfarin in Patients with Atrial Fibrillation and a History of Cancer: Insights from the ARISTOTLE Trial. *The American journal of medicine.* 2017;130(12):1440-8 e1.

391. Laube ES, Yu A, Gupta D, Miao Y, Samedy P, Wills J, et al. Rivaroxaban for Stroke Prevention in Patients With Nonvalvular Atrial Fibrillation and Active Cancer. *The American journal of cardiology.* 2017;120(2):213-7.

392. Ording AG, Horvath-Puho E, Adelborg K, Pedersen L, Prandoni P, Sorensen HT. Thromboembolic and bleeding complications during oral anticoagulation therapy in cancer patients with atrial fibrillation: a Danish nationwide population-based cohort study. *Cancer medicine.* 2017;6(6):1165-72.

393. Shah S, Norby FL, Datta YH, Lutsey PL, MacLehose RF, Chen LY, et al. Comparative effectiveness of direct oral anticoagulants and warfarin in patients with cancer and atrial fibrillation. *Blood advances.* 2018;2(3):200-9.

394. Kim K, Lee YJ, Kim TH, Uhm JS, Pak HN, Lee MH, et al. Effect of Non-vitamin

K Antagonist Oral Anticoagulants in Atrial Fibrillation Patients with Newly Diagnosed Cancer. *Korean circulation journal.* 2018;48(5):406-17.

395. Short NJ, Connors JM. New oral anticoagulants and the cancer patient. *The oncologist.* 2014;19(1):82-93.

396. Zamorano JL, Lancellotti P, Rodriguez Munoz D, Aboyans V, Asteggiano R, Galderisi M, et al. 2016 ESC Position Paper on cancer treatments and cardiovascular toxicity developed under the auspices of the ESC Committee for Practice Guidelines: The Task Force for cancer treatments and cardiovascular toxicity of the European Society of Cardiology (ESC). *European heart journal.* 2016;37(36):2768-801.

397. Zhang Y, de Boer A, Verhoef TI, van der Meer FJ, Le Cessie S, Maitland-van der Zee AH, et al. Comparison of dosing algorithms for acenocoumarol and phenprocoumon using clinical factors with the standard care in the Netherlands. *Thrombosis research.* 2015;136(1):94-100.

398. Stergiopoulos K, Brown DL. Genotype-guided vs clinical dosing of warfarin and its analogues: meta-analysis of randomized clinical trials. *JAMA internal medicine.* 2014;174(8):1330-8.

399. Kovacs MJ, Rodger M, Anderson DR, Morrow B, Kells G, Kovacs J, et al. Comparison of 10-mg and 5-mg warfarin initiation nomograms together with low-molecular-weight heparin for outpatient treatment of acute venous thromboembolism. A randomized, double-blind, controlled trial. *Annals of internal medicine.* 2003;138(9):714-9.

400. Garcia P, Ruiz W, Loza Munarriz C. Warfarin initiation nomograms for venous thromboembolism. *The Cochrane database of systematic reviews.* 2013(7): CD007699.

401. Belley-Cote EP, Hanif H, D'Aragon F, Eikelboom JW, Anderson JL, Borgman M, et al. Genotype-guided versus standard vitamin K antagonist dosing algorithms in patients initiating anticoagulation. A systematic review and meta-analysis. *Thrombosis and haemostasis.* 2015;114(4):768-77.

402. van Schie RM, Wessels JA, le Cessie S, de Boer A, Schalekamp T, van der Meer FJ, et al. Loading and maintenance dose algorithms for phenprocoumon and acenocoumarol using patient characteristics and pharmacogenetic data. *European heart journal.* 2011;32(15):1909-17.

403. Mahtani KR, Heneghan CJ, Nunan D, Bankhead C, Keeling D, Ward AM, et al. Optimal loading dose of warfarin for the initiation of oral anticoagulation.

The Cochrane database of systematic reviews. 2012;12:CD008685.

404. Jones M, McEwan P, Morgan CL, Peters JR, Goodfellow J, Currie CJ. Evaluation of the pattern of treatment, level of anticoagulation control, and outcome of treatment with warfarin in patients with non-valvar atrial fibrillation: a record linkage study in a large British population. *Heart.* 2005;91(4):472-7.

405. Van Spall HG, Wallentin L, Yusuf S, Eikelboom JW, Nieuwlaat R, Yang S, et al. Variation in warfarin dose adjustment practice is responsible for differences in the quality of anticoagulation control between centers and countries: an analysis of patients receiving warfarin in the randomized evaluation of long-term anticoagulation therapy (RE-LY) trial. *Circulation.* 2012;126(19):2309-16.

406. Wallentin L, Yusuf S, Ezekowitz MD, Alings M, Flather M, Franzosi MG, et al. Efficacy and safety of dabigatran compared with warfarin at different levels of international normalised ratio control for stroke prevention in atrial fibrillation: an analysis of the RE-LY trial. *Lancet.* 2010;376(9745):975-83.

407. Fitzmaurice DA, Hobbs FD, Murray ET, Holder RL, Allan TF, Rose PE. Oral anticoagulation management in primary care with the use of computerized decision support and near-patient testing: a randomized, controlled trial. *Archives of internal medicine.* 2000;160(15):2343-8.

408. Wilson SJ, Wells PS, Kovacs MJ, Lewis GM, Martin J, Burton E, et al. Comparing the quality of oral anticoagulant management by anticoagulation clinics and by family physicians: a randomized controlled trial. CMAJ : Canadian Medical Association journal = *journal de l'Association medicale canadienne.* 2003;169(4):293-8.

409. Heneghan CJ, Garcia-Alamino JM, Spencer EA, Ward AM, Perera R, Bankhead C, et al. Self-monitoring and self-management of oral anticoagulation. *The Cochrane database of systematic reviews.* 2016;7:CD003839.

410. Lopes RD, Guimaraes PO, Kolls BJ, Wojdyla DM, Bushnell CD, Hanna M, et al. Intracranial hemorrhage in patients with atrial fibrillation receiving anticoagulation therapy. *Blood.* 2017;129(22):2980-7.

411. Agnelli G, Buller HR, Cohen A, Curto M, Gallus AS, Johnson M, et al. Oral apixaban for the treatment of acute venous thromboembolism. *N Engl J Med.* 2013;369(9):799-808.

412. Schulman S, Kearon C, Kakkar AK, Mismetti P, Schellong S, Eriksson H, et al. Dabigatran versus warfarin in the treatment of acute venous thromboembolism. *N Engl J Med.* 2009;361(24):2342-52.

413. Hokusai VTEI, Buller HR, Decousus H, Grosso MA, Mercuri M, Middeldorp S, et al. Edoxaban versus warfarin for the treatment of symptomatic venous thromboembolism. *N Engl J Med.* 2013;369(15):1406-15.

414. Investigators E, Bauersachs R, Berkowitz SD, Brenner B, Buller HR, Decousus H, et al. Oral rivaroxaban for symptomatic venous thromboembolism. *N Engl J Med.* 2010;363(26):2499-510.

415. Investigators E-P, Buller HR, Prins MH, Lensin AW, Decousus H, Jacobson BF, et al. Oral rivaroxaban for the treatment of symptomatic pulmonary embolism. *N Engl J Med.* 2012;366(14):1287-97.

416. Agnelli G, Buller HR, Cohen A, Curto M, Gallus AS, Johnson M, et al. Apixaban for extended treatment of venous thromboembolism. *N Engl J Med.* 2013; 368(8):699-708.

417. Schulman S, Kearon C, Kakkar AK, Schellong S, Eriksson H, Baanstra D, et al. Extended use of dabigatran, warfarin, or placebo in venous thromboembolism. *N Engl J Med.* 2013;368(8):709-18.

418. Weitz JI, Lensing AWA, Prins MH, Bauersachs R, Beyer-Westendorf J, Bounameaux H, et al. Rivaroxaban or Aspirin for Extended Treatment of Venous Thromboembolism. *N Engl J Med.* 2017;376(13):1211-22.

419. Huang J, Cao Y, Liao C, Wu L, Gao F. Apixaban versus enoxaparin in patients with total knee arthroplasty. A meta-analysis of randomised trials. *Thrombosis and haemostasis.* 2011;105(2):245-53.

420. Eriksson BI, Dahl OE, Rosencher N, Kurth AA, van Dijk CN, Frostick SP, et al. Dabigatran etexilate versus enoxaparin for prevention of venous thromboembolism after total hip replacement: a randomised, double-blind, non-inferiority trial. *The Lancet.* 2007;370(9591):949-56.

421. Eriksson BI, Dahl OE, Huo MH, Kurth AA, Hantel S, Hermansson K, et al. Oral dabigatran versus enoxaparin for thromboprophylaxis after primary total hip arthroplasty (RE-NOVATE II*). A randomised, double-blind, non-inferiority trial. *Thrombosis and haemostasis.* 2011;105(4):721-9.

422. Fuji T, Fujita S, Kawai Y, Nakamura M, Kimura T, Fukuzawa M, et al. Efficacy and safety of edoxaban versus enoxaparin for the prevention of venous thromboembolism following total hip arthroplasty: STARS J-V. *Thrombosis journal.* 2015;13:27.

423. Fuji T, Wang CJ, Fujita S, Kawai Y, Nakamura M, Kimura T, et al. Safety and

efficacy of edoxaban, an oral factor Xa inhibitor, versus enoxaparin for thromboprophylaxis after total knee arthroplasty: the STARS E-3 trial. *Thrombosis research.* 2014;134(6):1198-204.

424. Eriksson BI, Borris LC, Friedman RJ, Haas S, Huisman MV, Kakkar AK, et al. Rivaroxaban versus enoxaparin for thromboprophylaxis after hip arthroplasty. *N Engl J Med.* 2008;358(26):2765-75.

425. Lassen MR, Ageno W, Borris LC, Lieberman JR, Rosencher N, Bandel TJ, et al. Rivaroxaban versus enoxaparin for thromboprophylaxis after total knee arthroplasty. *N Engl J Med.* 2008;358(26):2776-86.

426. Turpie AGG, Lassen MR, Davidson BL, Bauer KA, Gent M, Kwong LM, et al. Rivaroxaban versus enoxaparin for thromboprophylaxis after total knee arthroplasty (RECORD4): a randomised trial. *The Lancet.* 2009;373(9676):1673-80.

427. Kakkar AK, Brenner B, Dahl OE, Eriksson BI, Mouret P, Muntz J, et al. Extended duration rivaroxaban versus short-term enoxaparin for the prevention of venous thromboembolism after total hip arthroplasty: a double-blind, randomised controlled trial. *The Lancet.* 2008;372(9632):31-9.

428. Cannon CP, Bhatt DL, Oldgren J, Lip GYH, Ellis SG, Kimura T, et al. Dual Antithrombotic Therapy with Dabigatran after PCI in Atrial Fibrillation. *New England Journal of Medicine.* 2017;377(16):1513-24.

429. Gibson CM, Mehran R, Bode C, Halperin J, Verheugt FW, Wildgoose P, et al. Prevention of Bleeding in Patients with Atrial Fibrillation Undergoing PCI. *New England Journal of Medicine.* 2016;375(25):2423-34.

430. Eikelboom JW, Connolly SJ, Bosch J, Dagenais GR, Hart RG, Shestakovska O, et al. Rivaroxaban with or without Aspirin in Stable Cardiovascular Disease. *N Engl J Med.* 2017;377(14):1319-30.

별첨 1. 자렐토나 릭시아나를 복용하는 환자 관리 카드

응급시 연락 정보

이 환자에게 응급 상황이 발생했을 때에는,
아래의 연락처로 연락 부탁드립니다.

이름:
전화번호:

이름:
전화번호:

진료 병원 및 담당 의사 정보

병원명:
의사명:
주소:
전화번호:

환자께서는 이 카드를 항시 휴대하시기 바랍니다.
그리고, 진료 시에는 의사나 치과의사 및 약사,
간호사 등의 의료진에게 보여주시기 바랍니다.

- 비타민K 비의존성 경구항응고제(NOAC)는 혈액을 묽게 하며, 혈전의 위험을 감소시킵니다.
- NOAC은 기존 사용되던 와파린에 비해 비판막성 심방세동 환자에서 그 효과와 안정성이 충분히 입증되었습니다. 특히 출혈(뇌출혈 등) 부작용 측면에서 와파린에 비해 현저히 낮은 위험도를 가집니다.
- 처방 받은 NOAC을 복용하지 않는 것은 혈전으로부터 보호되지 않는 것을 의미합니다.
- 처방 받은 대로 정확하게 **하루 한 번** 복용하세요.
- 혈전과 뇌졸중 발생을 예방하기 위해서는 약물을 건너뛰지 않고 꾸준히 복용하는 것이 중요합니다.
- 의사와 상의 없이 약물을 중단하지 마세요.
- 심한 외상이나 출혈 발생 시, 의사와 상의하세요.
- 의사와 상관없이 다른 약물을 추가 복용하지 마세요. 일반의약품인 진통제와 같이 단기간 복용하는 약물도 의사와 상의가 필요합니다.
- 치과의사나 외과의사 등 다른 의료 진료 전에 이 약물을 복용하고 있음을 알립니다.

이럴 땐, 어떻게 해야하나요?

1. 어떤 경우 의사에게 상담해야 하나요?

출혈은 항응고제의 가장 일반적인 부작용입니다. 그러나, 뇌졸중 위험이 출혈 위험보다 위험한 경우 의사들은 항응고제를 처방하고 있습니다. 아래의 출혈 증상이 있는 경우에는 의사와 상담하세요.

- 비정상적인 멍, 코피, 잇몸 출혈이나 상해 부위에서 오랫동안 출혈이 멈추지 않을 때
- 평소보다 생리혈이나 질출혈이 많을 때
- 소변에 피가 섞여 나오거나, 검거나 빨간 변이 나올 때
- 기침 시 피가 나오거나, 피를 토할 때
- 어지럽거나, 창백해지고, 힘이 없어질 때

2. 약물 복용을 잊었을 때는 어떻게 해야 하나요?

- 복용을 잊은 경우에는 바로 1회 복용량을 복용합니다.
  (2회 복용량을 한꺼번에 복용하지 않도록 합니다.)
- 12시간 이상 경과 후, 다음 약을 복용합니다.

3. 2회 복용량을 한꺼번에 복용한 경우에는 어떻게 해야 합니까?

- 다음날 복용을 건너뛰지 않고, 정상적으로 복용을 지속합니다.

함께 복용 중인 약물

함께 복용 중인 항혈소판제:
종류, 적응증, 시작/종료 일자 등

....

....

약물이름	용량

방문일정

일자, 방문 과 또는 검사 장소, 해야할 일 등

비타민K 비의존성 경구항응고제(NOAC) 복용 환자를 위한 심방세동 경구용 항응고제 카드

환자이름:

생년월일:

주소:

경구용 항응고제:

용량:

복용 시간:

음식물 관련:

시작: 년 월 일

별첨 2. 다비가트란이나 아픽사반를 복용하는 환자 관리 카드

응급시 연락 정보

이 환자에게 응급 상황이 발생했을 때에는,
아래의 연락처로 연락 부탁드립니다.

이름:
전화번호:

이름:
전화번호:

진료 병원 및 담당 의사 정보

병원명:
의사명:
주소:
전화번호:

환자께서는 이 카드를 항시 휴대하시기 바랍니다.
그리고, 진료 시에는 의사나 치과의사 및 약사,
간호사 등의 의료진에게 보여주시기 바랍니다.

- 비타민K 비의존성 경구항응고제(NOAC)는 혈액을 묽게 하며, 혈전의 위험을 감소시킵니다.
- NOAC은 기존 사용되던 와파린에 비해 비판막성 심방세동 환자에서 그 효과와 안정성이 충분히 입증되었습니다. 특히 출혈(뇌출혈 등) 부작용 측면에서 와파린에 비해 현저히 낮은 위험도를 가집니다.
- 처방 받은 NOAC을 복용하지 않는 것은 혈전으로부터 보호되지 않는 것을 의미합니다.
- 처방 받은 대로 정확하게 **하루 두 번** 복용하세요.
- 혈전과 뇌졸중 발생을 예방하기 위해서는 약물을 건너뛰지 않고 꾸준히 복용하는 것이 중요합니다.
- 의사와 상의 없이 약물을 중단하지 마세요.
- 심한 외상이나 출혈 발생 시, 의사와 상의하세요.
- 의사와 상관없이 다른 약물을 추가 복용하지 마세요. 일반의약품인 진통제와 같이 단기간 복용하는 약물도 의사와 상의가 필요합니다.
- 치과의사나 외과의사 등 다른 의료 진료 전에 이 약물을 복용하고 있음을 알립니다.

이럴 땐, 어떻게 해야하나요?

1. 어떤 경우 의사에게 상담해야 하나요?

출혈은 항응고제의 가장 일반적인 부작용입니다. 그러나, 뇌졸중 위험이 출혈 위험보다 위험한 경우 의사들은 항응고제를 처방하고 있습니다. 아래의 출혈 증상이 있는 경우에는 의사와 상담하세요.

- 비정상적인 멍, 코피, 잇몸 출혈이나 상해 부위에서 오랫동안 출혈이 멈추지 않을 때
- 평소보다 생리혈이나 질출혈이 많을 때
- 소변에 피가 섞여 나오거나, 검거나 빨간 변이 나올 때
- 기침 시 피가 나오거나, 피를 토할 때
- 어지럽거나, 창백해지고, 힘이 없어질 때

2. 약물 복용을 잊었을 때는 어떻게 해야 하나요?

- 복용을 잊은 경우에는 바로 1회 복용량을 복용합니다. 하지만 다음 약제 복용까지의 시간이 6시간 미만으로 남았을 경우 깜박한 용량을 건너뛰고 다음 약제 복용 시간에 약을 복용합니다.

3. 2회 복용량을 한꺼번에 복용한 경우에는 어떻게 해야 합니까?

- 다음 복용을 건너뛰고 24시간 후에 다시 복용을 재개합니다.

함께 복용 중인 약물

함께 복용 중인 항혈소판제:
종류, 적응증, 시작/종료 일자 등

....

....

약물이름	용량

방문일정

일자, 방문 과 또는 검사 장소, 해야할 일 등

비타민K 비의존성 경구항응고제(NOAC) 복용 환자를 위한 심방세동 경구용 항응고제 카드

환자이름:

생년월일:

주소:

경구용 항응고제:

용량:

복용 시간:

음식물 관련:

시작: 년 월 일

심방세동 가이드라인 위원회

위원장

정보영 연세대학교

간사

박진규 한양대학교

이기홍 전남대학교

위원

강기운 을지대학교

김진배 경희대학교

박준범 이화여자대학교

박형욱 전남대학교

박환철 한양대학교

신승용 중앙대학교

안진희 부산대학교

이소령 순천향대학교

이지현 연세대학교

임우현 서울대학교

차명진 서울대학교

황유미 가톨릭대학교

김 준 울산대학교

김태훈 연세대학교

박예민 가천대학교

백용수 인하대학교

심재민 고려대학교

엄재선 연세대학교

이영수 대구가톨릭대학교

이대인 충북대학교

이정명 경희대학교

임홍의 고려대학교

최의근 서울대학교

제약 자문

최종원 바이엘 코리아

박 원 한국다이이찌산쿄

채송화 한국비엠에스 제약

이승연 보령 제약

2018 대한부정맥학회
심방세동 환자에서 비타민K 비의존성 경구항응고제 사용 지침

인쇄	2018년 11월 20일
발행	2018년 11월 28일
펴낸이	심방세동 가이드라인 위원회
펴낸곳	대한부정맥학회
인쇄	전남대학교출판문화원
등록	1981. 5. 21. 제53호
주소	61186 광주광역시 북구 용봉로 77
전화	(062) 530-0571~2 **마케팅** 530-0573
팩스	(062) 530-0579
홈페이지	http://www.cnup.co.kr
이메일	cnup0571@hanmail.net

값 9,000원

ISBN 978-89-6849-572-4 (93510)